# Les défis des futures pandémies

## Enjeux politiques et négociations internationales

**Questions contemporaines**

*Collection dirigée par Jean-Paul Chagnollaud, Bruno Péquignot et Denis Rolland*

Chômage, exclusion, globalisation… Jamais les « questions contemporaines » n'ont été aussi nombreuses et aussi complexes à appréhender. Le pari de la collection « Questions contemporaines » est d'offrir un espace de réflexion et de débat à tous ceux, chercheurs, militants ou praticiens, qui osent penser autrement, exprimer des idées neuves et ouvrir de nouvelles pistes à la réflexion collective.

**Dernières parutions**

Robert BIBEAU et Khider MESLOUB, *De l'insurrection populaire à la révolution prolétarienne,* 2024.
Dan E. MØLLER, *Démocratie 2.0. La politique sans partis, l'élection sans candidatures. Pourquoi ? Comment ?,* 2024.
Stéphane SIGNORET, *Sobriété, notre alliée. Dire non à la démesure,* 2024.
David FOREST, *La société algorithmique : Droit, technique, imaginaire, Abécédaire indiscipliné*, 2024.
Jean-Denis DUPUY, *Apprendre à croire. Quatre études*, 2024.
Cédric TANT, *La critique publique, Une pratique de légitimation démocratique des journalistes et des politiques*, 2024.
COPAF, *La transformation des foyers de travailleurs immigrés en résidences sociales*, 2024.
Christophe SCHNITZLER et Iris TRINKLER (coord.), P*ratiques en plein air pour une éducation à la soutenabilité, Philosophies et enquêtes de terrain*, 2024.
Fred BRÛLÉ, *Prédations et coopération entre les êtres vivants. État des lieux des relations planétaires*, 2024.
Gérard BORVON, *Les Tartuffes et le climat*, 2024.
Chantal BOURRY, *Militer avec force et raison*, 2024.
Daniel DUCHER, *Quand le train cherche sa voie. Plongée au cœur du système ferroviaire français*, 2024.
Amine ISSA, *Les deux Imams, Le Coran contre l'obscurantisme*, 2024.

Germán Velásquez

# Les défis des futures pandémies

## Enjeux politiques et négociations internationales

L'Harmattan

**5-7, rue de l'École-Polytechnique, 75005 Paris**

http://www.editions-harmattan.fr

ISBN : 978-2-336-50233-5
EAN : 9782336502335

## Le South Centre

Le South Centre a été créé en août 1995 en tant qu'organisation intergouvernementale permanente. Il est composé des États membres des pays en développement et responsable devant eux. Il mène des recherches orientées sur les questions clés de la politique du développement et aide les pays en développement à participer efficacement aux processus de négociation internationaux qui sont pertinents pour la réalisation des objectifs de développement durable (ODD). Le Centre fournit également une assistance technique et un renforcement des capacités dans les domaines couverts par son programme de travail. Partant du principe que la réalisation des ODD, en particulier l'éradication de la pauvreté, nécessite des politiques nationales et un régime international qui soutient et ne compromet pas les efforts de développement, le Centre promeut l'unité du Sud tout en reconnaissant la diversité des intérêts et des priorités nationales.

## Abréviations et acronymes

| | |
|---|---|
| ADPIC | l'Accord sur les aspects des droits de propriété intellectuelle qui touchent au commerce |
| AMLAC | Agence du médicament pour l'Amérique latine et les Caraïbes |
| AMS | Assemblée mondiale de la santé |
| APD | Aide publique au développement pour la santé |
| CELAC | Communauté des États d'Amérique latine et des Caraïbes |
| BRICS | le Brésil, la Russie, l'Inde, la Chine et l'Afrique du Sud |
| CEPI | Coalition pour les innovations en matière de préparation aux épidémies |
| CIH | Le Conseil international d'harmonisation |
| CNUCED | Conférence des Nations Unies pour le Commerce et le Développement |
| COVAX | Mécanisme de financement pour l'accès aux vaccins COVID-19 (Facilité COVAX) |
| COVID-19 | Maladie à coronavirus |
| FIF | Fonds d'intermédiation financière |

| | |
|---|---|
| FMI | le Fonds monétaire international |
| GAVI | l'Alliance mondiale pour les vaccins |
| GAVI COVAX AMC | Garantie de marché (AMC) COVAX de GAVI pour les vaccins COVID-19 |
| GHAs | Global Health Actors (acteurs internationaux dans le domaine de la santé mondiale) |
| GSG | Global Steering Group for Impact Investment |
| GPA | Global Programme on AIDS (Programme mondial sur le SIDA) |
| ICDRA | International Conference of Drug Regulatory Authorities (Conférence internationale des autorités de régulation des médicaments) |
| INB | Organe intergouvernemental de négociation pour rédiger et négocier une convention, un accord ou un autre instrument international de l'OMS sur la prévention, la préparation et la riposte face aux pandémies |
| MNA | Le Mouvement des non-alignés |
| MPP | Medicines Patent Pool |
| MSF | Médecins sans frontières |
| OCDE | l'Organisation de coopération et de développement économiques |
| ODD | les Objectifs de développement durable |
| OMC | l'Organisation mondiale du commerce |

| | |
|---|---|
| OMPI | l'Organisation mondiale de la propriété intellectuelle |
| OMS | l'Organisation mondiale de la Santé |
| ONG | Organisation non gouvernementale |
| ONU | Organisation des Nations Unies |
| ONUSIDA | Le Programme commun des Nations Unies sur le VIH/SIDA |
| OPS | l'Organisation panaméricaine de la santé |
| PEV | Programme élargi de vaccination |
| PEPFAR | The U.S. President's Emergency Plan for AIDS Relief (le plan d'urgence du président des États-Unis pour la lutte contre le sida) |
| PDP | partenariats pour le développement de produits |
| PIB | le produit intérieur brut |
| PPP | partenariats public-privé |
| PNUD | Programme des Nations Unies pour le Développement |
| RAM | la résistance aux antimicrobiens |
| R&D | Recherche et Développement |
| RSI | Règlement Sanitaire International (2005) |
| TDR | le programme spécial de l'OMS sur la recherche et de formation sur les maladies tropicales |

# Introduction

Depuis le début des années 2000, les discussions, les financements, les déclarations et les résolutions sur ce que l'on pourrait appeler la santé mondiale se sont dispersés. À côté de l'Organisation mondiale de la Santé (OMS), l'agence sanitaire spécialisée du système des Nations Unies, il existe désormais d'autres institutions qui traitent des questions de santé et qui, dans plusieurs cas, disposent d'un budget beaucoup plus important que l'OMS. C'est le cas par exemple de la Banque mondiale, du Fonds mondial de lutte contre le paludisme, le sida et la tuberculose, ou de l'alliance Gavi pour les vaccins.

Aujourd'hui, nous assistons à une prolifération d'acteurs internationaux dans le domaine de la santé (chapitre 1). Un certain discours « politiquement correct » continue d'insister sur le fait que l'OMS est l'organe de coordination mondial, mais dans la pratique, les choses semblent se passer très différemment. En réalité, une grande partie du financement de la santé publique mondiale passe par de nombreuses autres institutions ou groupes.

Nous ne sommes pas dans une ère de changement, mais plutôt dans un changement d'époque. Nous passons d'un multilatéralisme public imparfait dans le domaine de la santé à une ère fondée sur une gestion publique-privée financée par une multiplicité d'acteurs publics et privés, y compris philanthropiques.

La multiplicité et la diversité des objectifs et des intérêts des nouveaux acteurs de la santé mondiale est probablement un aspect positif, mais il est clair que, dans l'action des différents acteurs, il peut y avoir des juxtapositions, des incohérences, voire des contradictions.

L'élément le plus marquant de cette nouvelle ère est peut-être le fait que les pays du G7 aient décidé que le financement de la santé mondiale devait être assuré à la fois par des fonds privés et publics. « La mobilisation de fonds privés en plus des fonds publics, y compris par le biais d'un financement durable, est devenue une question d'urgence ».[1]

L'entrée systématique du secteur privé dans le financement et la gestion de la santé est désormais encouragée, ce qui soulève de sérieuses questions sur la manière de garantir l'équité et la couverture universelle, particulièrement dans les pays en développement.

Actuellement, la part des contributions régulières à l'Organisation mondiale de la Santé dans le budget ordinaire, c'est-à-dire la part publique, ne représente que 16 % du budget de l'OMS [2]! La bonne nouvelle est que la 75e Assemblée mondiale de la santé (AMS, l'organe de décisions de l'OMS) a approuvé en 2022 l'augmentation des contributions publiques régulières des pays membres afin d'atteindre un niveau de 50 % du budget de base de 2022-2023 d'ici à l'exercice biennal 2030-2031[3]. Cependant, même si les pays membres de l'OMS respectaient cette augmentation, l'augmentation totale des contributions au budget public ordinaire de l'organisation ne représenterait qu'une augmentation de 1,2 milliard de dollars US, que l'on pourrait

---

[1] Voir G 7 « Impact Investment Initiative for Global Health », https://www.mofa.go.jp/files/100507018.pdf.

[2] OMS, « Rapport de réunion du groupe de travail sur le financement durable », Doc. EB/WGSF/7/4, 9 mai 2022.

[3] OMS EB/WGSF/7/4, 9 mai 2022.

comparer avec une certaine perplexité aux milliards qui vont ou aspirent à être gérés par des entités et des mécanismes extérieurs à l'OMS.

Par ailleurs, l'épidémie du Covid a mis à jour les graves failles dans les réponses à une crise sanitaire majeure. Pour tenter de remédier à cela, sachant que de nouvelles pandémies sont inéluctables, l'AMS a décidé de préparer un Traité pour répondre aux futures pandémies. L'une des questions centrales de l'AMS en mai/juin 2024 a été la discussion ou plutôt la négociation de ce Traité (Chapitre 3). Les discussions autour de ce traité ont été tendues et n'ont pour l'heure pas abouti. Afin que les erreurs et les injustices commises lors de la COVID-19 puissent être effectivement corrigées, les négociations devraient se poursuivre sur une base plus ambitieuse, et notamment tendre vers l'élaboration d'un traité international contraignant.

Pour avancer vers cet objectif, la révision de l'Organe Intergouvernemental de Négociation (INB en anglais), qui permet de rédiger et négocier une convention, un accord ou un autre instrument international de l'OMS sur la prévention, la préparation et la riposte face aux pandémies, et du Règlement Sanitaire International (chapitre 4) doivent aller de pair. Ces deux processus parallèles sur des questions très proches ont souvent conduit à des chevauchements et même à une certaine confusion, par exemple pour savoir dans quel document les enjeux étaient discutés. Plusieurs observateurs ont vu dans ces négociations parallèles une tactique des pays industrialisés pour éviter l'inclusion de certains éléments défendus par les pays en développement. L'urgence des États-Unis et de l'Union européenne à approuver le RSI lors de l'AMS 2024, en laissant ouvertes les négociations sur un traité relatif à la pandémie, était sans doute due au souhait des pays industrialisés que les négociations sur le traité relatif à la pandémie ne « contaminent » pas le RSI sur des questions telles que l'accès aux vaccins, aux médicaments et aux outils de diagnostic.

Les deux ans et demi de négociations autour de l'organe intergouvernemental de négociation (INB), avec des progrès assez faibles par rapport aux défis qu'une nouvelle pandémie pourrait poser au monde, et les résultats médiocres de la révision du RSI 2024 confirment l'impasse dans laquelle se trouve le système multilatéral.

Si la direction de la santé dite globale était concentrée entre les mains des pays membres du G7, cela conduirait à une impasse du système multilatéral de santé publique. Face aux obstacles qui pourraient se présenter au niveau multilatéral dans l'adoption de solutions globales, les initiatives et les solutions régionales pourraient constituer une solution (chapitre 5). Les négociations sur l'organe intergouvernemental de négociation (INB) à l'OMS ont dans ce sens insisté sur la recherche de solutions régionales.

Celles-ci pourraient inclure la fabrication régionale de vaccins et de fournitures médicales, la création d'agences régionales des médicaments avec des normes sanitaires qui promeuvent la santé et la production régionales (l'Agence des médicaments d'Amérique latine et des Caraïbes -AMLAC-, proposée par certains pays d'Amérique latine, ou l'Agence africaine des médicaments, en cours de création), ainsi qu'une approche régionale des normes de propriété intellectuelle, l'utilisation des flexibilités de l'Accord sur les aspects des droits de propriété intellectuelle qui touchent au commerce (ADPIC).

Enfin, nous terminerons ce livre par la discussion d'un concept central dans la santé globale, celui des médicaments essentiels (chapitre 6). Il s'agit d'un exemple dramatique de la manière dont les négociations internationales peuvent affaiblir et déformer les concepts de base de la santé publique développés par l'OMS et de nombreux pays membres de l'OMS depuis des décennies. Nous nous référons à la façon dont le concept de « *médicaments essentiels* » est actuellement remplacé par le concept de « *contre-mesures médicales* », vidant ainsi le premier concept de sa nature radicalement innovatrice et de sa capacité de promotion de justice sociale dans les systèmes de santé.

L'Organisation mondiale de la Santé est un exemple de l'affaiblissement du système multilatéral. À travers la discussion des différentes questions abordées ici – les acteurs, les financements, les traités, les concepts de base -, nous essayons de montrer combien elle est mise en danger. Cela pourrait inspirer celles et ceux qui s'inquiètent de comment mieux défendre la vie en bonne santé pour toutes et tous.

Cet ouvrage présente les réflexions et les études menées par l'auteur au South Centre afin de fournir aux décideurs politiques, aux chercheurs et aux autres parties prenantes des informations et des analyses sur les questions liées à la santé publique, à l'accès aux médicaments et aux négociations internationales en cours pour préparer et prévenir les futures pandémies.

# CHAPITRE 1 :

## Défis actuels et scénarios futurs possibles pour la santé mondiale

### Introduction

Pour réfléchir aux scénarios futurs possibles en matière de santé mondiale, il est important d'examiner le passé et d'essayer de comprendre le présent. Dans les années 1980, les principaux acteurs mondiaux de la santé étaient l'OMS, l'UNICEF et (par le biais de la coopération bilatérale) les États-Unis d'Amérique et les pays d'Europe du Nord, en particulier les Pays-Bas, le Danemark, la Suède et la Norvège, ainsi que certaines ONG à but non lucratif telles que Médecins sans frontières (MSF) et Medicus Mundi.

Nous assistons aujourd'hui à une prolifération d'acteurs internationaux dans le domaine de la santé mondiale (GHAs – Global Health Actors) : L'OMS, l'UNICEF, l'ONUSIDA, UNITAID, la CNUCED, l'OMC, l'OMPI, le PNUD, la FAO, le Secrétariat des Nations Unies à New York[1], le Fonds

[1] Depuis plusieurs années, des panels de haut niveau ou des réunions politiques sont organisés au niveau des Nations unies sur des questions liées à la santé, par exemple sur le SIDA/VIH, la tuberculose et la récente

monétaire international (FMI), la Banque mondiale[2], et les banques régionales de développement, le G7 et le G20, le G77+ Chine, le Mouvement des non-alignés (MNA), les BRICS, le Fonds mondial, les partenariats public-privé tels que l'Alliance GAVI ou COVAX, le CEPI, l'industrie pharmaceutique, certaines entreprises privées ayant des projets dits de « responsabilité sociale », des fondations philanthropiques telles que Bill & Melinda Gates, George Soros, et d'autres. Melinda Gates, George Soros ou Bloomberg, des associations professionnelles de différentes disciplines de la santé, des organisations non gouvernementales à but lucratif ou non, des universités et même de grands groupes de consultants privés tels que McKinsey ou Accenture.

Nous ne sommes pas dans une ère de changement, mais plutôt dans un changement d'époque. Nous passons d'un multilatéralisme public imparfait dans le domaine de la santé à une ère fondée sur une gestion publique-privée financée par une multiplicité d'acteurs publics et privés, y compris philanthropiques.

Depuis deux ans et demi, les pays membres de l'OMS négocient la réforme du Règlement sanitaire international (RSI) de 2005 et travaillent à la rédaction d'un instrument international qui pourrait être contraignant (négocié par l'Organe intergouvernemental de négociation -INB-) pour prévenir et préparer le monde à de futures pandémies comme celle du COVID-19. La mise en œuvre de ces instruments, si quelque chose de concret et d'efficace devait être réalisé, serait entre les mains de l'OMS, l'un des nombreux acteurs de la santé mondiale.

---

réunion de haut niveau sur la prévention, la préparation et la réponse aux pandémies (20 septembre 2023).

[2] Y compris le nouveau Fonds de lutte contre les pandémies.

Tous ces organismes, mécanismes et groupes – la liste n'est pas exhaustive – ont des dynamiques, des objectifs, des priorités, des ressources financières, des méthodes de travail, des stratégies d'action et des intérêts différents. Tous n'ont pas l'intérêt public comme priorité, et parmi ceux qui l'ont, tous ne le poursuivent pas ou ne le promeuvent pas de la même manière. Certains récits actuels insistent sur le fait que tous ces acteurs devraient être coordonnés par l'OMS, mais en réalité, une grande partie du financement de la santé publique mondiale est canalisée vers de nombreuses autres institutions ou groupes, et bien que le récit insiste sur le fait que l'OMS coordonne, elle ne dispose pas, ou n'utilise pas, les instruments disponibles pour gouverner la santé publique mondiale. En outre, des voix discordantes s'élèvent déjà au sein de ce discours, comme celles qui suggèrent que le Secrétariat des Nations Unies à New York[3] devrait être le coordinateur ou celles qui plaident – à l'instar de l'ancienne Première ministre néo-zélandaise Helen Clark – pour la création d'un groupe d'experts de haut niveau (« organe indépendant de l'OMS ») chargé de « superviser l'OMS et les autres acteurs ».[4]

La multiplicité et la diversité des objectifs et des intérêts des nouveaux acteurs de la santé mondiale est probablement un aspect positif, mais il est clair que la situation est complexe, parfois confuse et, comme on commence à le voir aujourd'hui au vu des actions des différents acteurs, il peut y avoir

---

[3] Moon, S. et Kickbusch, I., « A pandemic treaty for a fragmented global polity », *Lancet* Public Health, juin 2021. Disponible sur HTTPS://WWW.SCIENCEDIRECT.COM/Science/ARTICLE/PII/S2468266721001031.

[4] Déclaration de Helen Clark Ancienne coprésidente du Groupe indépendant pour la préparation et l'intervention en cas de pandémie Segment d'ouverture de la réunion de haut niveau de l'AGNU Prévention, préparation et intervention en cas de pandémie 20 septembre 2023, UNHQ, NY.

juxtaposition, incohérence ou contradictions. Il a été observé à cet égard que « le regain d'attention porté aux systèmes de santé est bienvenu, mais de nombreux acteurs de la santé mondiale ne font que mettre du vieux vin dans de nouvelles bouteilles. Ils prétendent que leurs pratiques sélectives contribuent à renforcer les systèmes, alors qu'en réalité, c'est le contraire qui est vrai ».[5]

De tous les acteurs susmentionnés, le plus puissant est peut-être le G7, le groupe des pays les plus riches (Canada, France, Allemagne, Italie, Japon, Royaume-Uni et États-Unis) qui se décrit comme représentant les principaux pays industrialisés. Ses membres veulent être reconnus pour leur engagement en faveur de la démocratie, de l'État de droit, de la prospérité économique et de la collaboration pour résoudre les problèmes mondiaux[6]. Ce sont les « ricchi e buoni » (comme dirait Nicoletta Dentico)[7].

Ce chapitre analyse les nouveaux acteurs multiples de la santé (publics et privés, y compris philanthropiques) et, sur cette base, tente d'esquisser des scénarios possibles pour l'avenir.

Dans cette nouvelle ère dominée par une diversité d'Assemblée Mondiale de la Santé -AMS-, de nouveaux acteurs puissants pourraient influencer et influencent déjà l'orientation de la santé mondiale en proposant différents

---

[5] Marchal B, Cavalli A, Kegels G (2009) Global Health Actors Claim To Support Health System Strengthening - Is This Reality or Rhetoric ? PLoS Med 6(4) : e1000059. https://doi.org/10.1371/journal.pmed.1000059.

[6] Ilona Kirbouch https://www.think7.org/wp-content/uploads/2022/05/issuepaper_Health_G7-Measures-to-enhance-Global-Health-Equity-and-Security_Kickbusch_Hornidge_Gitahi_Kamradt-Scott.pdf.

[7] Nicoletta Dentico "Ricchi e Buoni? : le trame oscure del filantrocapitalismo », EMI 2020.

scénarios possibles qui ne donnent pas clairement la priorité à l'accès aux ressources nécessaires pour garantir la santé publique.

Bien que les ressources financières disponibles pour la santé publique aient aujourd'hui augmenté[8], sa gestion est devenue plus complexe et ses objectifs n'obéissent pas toujours à des intérêts clairs et cohérents avec la santé conçue comme un droit et non comme une marchandise. Alors que le secteur public vise la réalisation de l'intérêt commun, l'intervention du secteur privé ne peut être dissociée d'intérêts commerciaux plus ou moins apparents.

Dans les années 1980, le financement mondial de la santé était multilatéral et public ; aujourd'hui, il dépend de contributions ad hoc des gouvernements et du secteur privé et philanthropique (par exemple, GAVI Alliance, CEPI, COVAX, Banque mondiale, Bill & Melinda Gates, Bloomberg). Les lignes directrices relatives à l'utilisation de ces fonds sont largement imposées par le G7 et le G20, qui, depuis la pandémie de COVID-19, s'intéressent de plus en plus à l'orientation de l'action dans le secteur de la santé.

Les différences entre les objectifs, la dynamique, les méthodologies, etc. des GHAs rendent de plus en plus difficile la gestion de la santé mondiale malgré l'insistance sur le rôle de chef de file de l'OMS, principalement, comme on l'a dit, parce que la plupart des fonds vont à des entités ou à des mécanismes sur lesquels l'OMS n'a pas de pouvoir de décision[9].

---

[8] Velásquez, G. *Where Global Health Financing Comes From and Where It Goes*, Document de recherche n° 176 (Genève, South Centre, 29 mars 2023). Disponible à l'adresse https://www.southcentre.int/documento-de-investigacion-176-29-de-marzo-de-2023/.

[9] *Idem.*

## La Banque mondiale et le Fonds monétaire international

Comme le note Prah Ruger, bien que la Banque mondiale ait été créée en 1946 pour financer la reconstruction de l'Europe après la Seconde Guerre mondiale,

> « La Banque est désormais une force considérable dans le secteur de la santé, de la nutrition et de la population (HNP) dans les pays en développement. En fait, alors qu'elle n'était pratiquement pas présente dans le domaine de la santé mondiale, elle est devenue le premier bailleur de fonds mondial pour les projets liés à la santé, engageant actuellement plus d'un milliard de dollars par an (2005) dans de nouveaux projets liés à la santé, à la nutrition et à la population. Elle est également l'un des principaux soutiens de la lutte contre le VIH/sida, avec des engagements de plus de 1,6 milliard de dollars au cours des dernières années ».[10]

> « La Banque mondiale a annoncé un programme d'aide rapide de 14 milliards de dollars et prévoit de déployer jusqu'à 160 milliards de dollars au cours des 15 prochains mois. Au lieu de faire appel à sa division Santé, nutrition et population, qui dispose d'une expertise en matière de santé, la majeure partie de cette aide (8 milliards de dollars) sera acheminée par l'intermédiaire de la Société financière internationale, la branche de la Banque chargée du financement du secteur privé. Cette structure a été choisie en dépit de son manque d'expérience dans la mise en place de systèmes de santé publique et des preuves accumulées des résultats médiocres (et coûteux) des partenariats public-privé dans le domaine de la santé ».[11]

---

[10] Jennifer Prah Ruger, "The Changing Role of the WORLD BANK in Global Health" *American Journal of Public Health*, AJPH https://ajph.aphapublications.org/doi/full/10.2105/AJPH.2004.042002.
[11] *Idem*.

Le président de la Banque mondiale, David Malpass, a clairement indiqué, lors de la pandémie de COVID-19, que le soutien de son institution était subordonné à des politiques d'ajustement structurel imposant la déréglementation (par exemple, l'encouragement des marchés privés dans le secteur des soins de santé) ou la libéralisation des échanges[12].

La principale réponse du FMI à la crise du COVID-19 a été, comme il l'avait fait avant la pandémie, d'inciter les pays touchés par la crise à demander des prêts conventionnels, (...)[13]. On a noté à cet égard que

> « Ces prêts sont soumis à des conditionnalités controversées : des réformes qui doivent être introduites avant que l'argent ne soit déboursé. Ces conditionnalités ont des effets négatifs sur la santé de la population car elles comprennent des mesures politiques mal conçues, telles que des coupes budgétaires, la réduction du nombre et des salaires des travailleurs sociaux et de santé, l'affaiblissement de la protection de la main-d'œuvre ou l'encouragement de la privatisation ».[14]

Une question reste en suspens : dans quelle mesure est-il acceptable qu'un pays emprunte pour financer ses dépenses de santé actuelles ? L'acceptation de prêts de la Banque mondiale (ou du FMI) oblige les pays à effectuer des remboursements supplémentaires pour le remboursement de

---

[12] Malpass D. Remarques de David Malpass, président du Groupe de la Banque mondiale, lors de la conférence téléphonique des ministres des finances du G20 sur COVID-19. Banque mondiale, 23 mars 2020. https://www.worldbank.org/en/news/speech/2020/03/23/remarks-by-world-bank-group-president-david-malpass-on-g20-finance-ministers-conference-call-on-covid-19.

[13] Kentikelenis A., Gabor D., Ortiz I., Stubbs T. McKee M., Stuckler D. "Softening the blow of the pandemic : will the International Monetary Fund and World Bank make things worse ?" The Lancet, Global Health, avril 2020 https://www.thelancet.com/journals/langlo/article/PIIS2214-109X(20)30135-2/fulltext#%20.

[14] *Idem.*

la dette, ce qui risque de rendre plus difficile le financement des systèmes de santé. En d'autres termes, le FMI et la Banque mondiale ont poursuivi, pendant la pandémie, des politiques donnant la priorité à des solutions de financement conventionnelles qui pourraient entraîner des conséquences négatives sur les résultats en matière de santé.

Existe-t-il une alternative, se demandent les auteurs de l'article du *Lancet* intitulé « Softening the blow of the pandemic : will the International Monetary Fund and World Bank make things worse » (atténuer le choc de la pandémie : le Fonds monétaire international et la Banque mondiale vont-ils aggraver la situation)[15] ? Nous sommes d'accord pour dire qu'il y en a une. Voici quelques-uns des points pertinents soulevés par les auteurs :

- investir dans la santé publique avec une couverture universelle. Les systèmes de santé publique, qui desservent les plus vulnérables, ont besoin d'un financement adéquat pour recruter et fidéliser les travailleurs sanitaires et sociaux, gérer les installations et acheter du matériel et des médicaments. Ces investissements contribueraient à garantir une couverture universelle.

- éviter les conditions qui accompagnent généralement ces prêts

- annoncer un moratoire immédiat sur la dette avec les créanciers publics et privés, tel que celui mis en œuvre dans

---

[15] Kentikelenis A., Gabor D., Ortiz I., Stubbs T. McKee M., Stuckler D. "Softening the blow of the pandemic : will the International Monetary Fund and World Bank make things worse ?" The Lancet, Global Health, avril 2020
https://www.thelancet.com/journals/langlo/article/PIIS2214-109X(20)30135-2/fulltext#%20.

certains pays à revenu élevé, afin de canaliser les fonds pour faire face à la pandémie.

Les auteurs avertissent que « pendant des décennies, les institutions financières internationales ont mené des politiques qui ont sapé les systèmes de santé publique, permettant à des milliards de personnes de continuer à être privées de soins de santé adéquats. La pandémie de COVID-19 est l'occasion de faire les choses différemment ».[16]

### Fonds intermédiaire de la Banque mondiale pour la prévention, la préparation et l'intervention (FIF)[17]

Le nouveau Fonds d'intermédiation financière (FIF) pour la prévention, la préparation et la réponse aux pandémies « fournira un flux dédié de financement supplémentaire à long terme pour renforcer les capacités de prévention, de préparation et de réponse dans les pays à revenu faible et intermédiaire ».[18] La Banque mondiale est l'administrateur du FIF et en héberge le secrétariat. Depuis le lancement du FIF par la Banque mondiale et l'OMS le 30 juin 2022, cette initiative a fait l'objet de nombreux écrits, commentaires et spéculations. Certains médias avaient anticipé un fonds de 50 milliards de dollars [19]; cependant, ce chiffre n'apparaît plus dans les informations factuelles de la Banque.

---

[16] *Idem.*

[17] Cf. G. Velásquez, *Where Global Health Financing Comes From and Where It Goes*, Document de recherche n° 176 (Genève, South Centre, 29 mars 2023).

[18] Voir https://www.bancomundial.org/es/news/press-release/2022/09/09/new-fund-for-pandemic-prevention-preparedness-and-response-formally-established.

[19] UN News : COVID-19 : Nouvelle initiative de 50 milliards de dollars pour mettre fin à la pandémie et assurer une reprise mondiale, https://news.un.org/es/story/2021/06/1492752.

### Objectifs et fonctions du FIF de la Banque mondiale[20]

Avec le soutien des membres du G20, le conseil d'administration de la Banque mondiale a approuvé la création de ce nouveau fonds le 30 juin 2022, officiellement lancé lors d'un événement de haut niveau en marge de la réunion conjointe des ministres des finances et de la santé du G20 à Bali le 13 novembre 2022.

Le conseil d'administration du FIF comprend une représentation égale des donateurs souverains et des gouvernements des pays susceptibles de mettre en œuvre le programme (co-investisseurs), ainsi que des représentants de fondations et d'organisations de la société civile. Le Fonds sera administré par la Banque mondiale ; l'OMS fournira un soutien technique et participera en tant qu'observateur sans droit de vote.

Le FIF a annoncé plus de 1,6 milliard de dollars d'engagements de la part de l'Australie, du Canada, de la Chine, de la Commission européenne, de la France, de l'Allemagne, de l'Inde, de l'Indonésie, de l'Italie, du Japon, des Pays-Bas, de la Nouvelle-Zélande, de la Norvège, de la République de Corée, de l'Arabie Saoudite, de Singapour, de l'Afrique du Sud, de l'Espagne, de la Suisse, des Émirats arabes unis, du Royaume-Uni, des États-Unis, de la Fondation Bill et Melinda Gates, de la Fondation Rockefeller, du Wellcome Trust et des Émirats arabes unis.

Les activités « One Health », qui reconnaissent que la santé humaine et animale est interdépendante et liée à la santé des écosystèmes qu'ils partagent, peuvent bénéficier d'un

---

[20] Banque mondiale, FAQ : Financial Intermediary Fund for Pandemic Prevention, Preparedness and Response (Fonds intermédiaire financier pour la prévention, la préparation et l'intervention en cas de pandémie), https://www.worldbank.org/en/topic/pandemics/brief/factsheet-financial-intermediary-fund-for-pandemic-prevention-preparedness-and-response.

financement du Fonds. Les activités liées à la résistance aux antimicrobiens (RAM) peuvent également être financées par le Fonds, qui accepte les contributions du secteur privé.

### Commentaires et réactions aux rapports de la Banque mondiale sur le FIF[21]

Un mois après l'annonce de la création du FIF en juillet 2022, les auteurs déjà mentionnés Emily Bass et Asia Russell ont fait leurs premiers commentaires sur le nouveau Fonds : « Ce fonds, soutenu avec enthousiasme par les États-Unis, est, dans sa forme actuelle, voué à l'échec. De nombreux groupes, des Centres pour le contrôle et la prévention des maladies en Afrique au Conseil sur l'économie de la santé pour tous de l'Organisation mondiale de la Santé, en passant par une série de groupes et de coalitions d'activistes expérimentés, ont identifié des failles potentiellement mortelles dans le projet, notamment une approche problématique de la gouvernance, une liste limitée d'entités chargées de la mise en œuvre et l'absence d'une véritable stratégie visant à garantir l'équité, l'accès et l'impact. En l'état, ce dernier fonds mondial pour la santé, officiellement connu sous le nom de Fonds d'intermédiation financière (FIF) pour la prévention, la préparation et l'intervention en cas de pandémie, semble voué à l'échec ».[22]

Plus tard, en octobre 2022, lorsque les gouverneurs de la Banque mondiale se réunissent pour la deuxième fois, sous la direction de David Malpass, directeur de la Banque, Bass et Russel expriment à nouveau, dans « Think Global Health », leurs graves préoccupations et réserves quant au rôle de la direction de la Banque mondiale et du gouvernement

---

[21] *Idem.*

[22] Emily Bass et Asia Russell, « Fix it or forget it », *Think Global Health*, 11 juillet 2022. https://www.thinkglobalhealth.org/article/fix-it-or-forget-it.

américain dans la création et l'orientation du Fonds de lutte contre la pandémie. Bass et Russel intitulent leur article : « Back from the brink » (Retour du bord du gouffre).[23]

Pour de nombreuses organisations de la société civile, la proximité de la Banque mondiale avec le secteur privé soulève des doutes quant à l'efficacité du nouveau Fonds, si la mise en œuvre était principalement entre les mains d'acteurs privés : « Les acteurs du développement devraient donner la priorité à l'offre publique sur l'offre privée, en particulier dans le cas des soins de santé primaires, comme l'a récemment souligné la Commission Lancet sur les soins de santé primaires », a déclaré Marco Angelo, de l'organisation belge de la société civile Wemos. Il a ajouté : « L'offre privée affecte négativement l'accès équitable lorsqu'elle n'est pas intégrée dans le système de financement de la santé publique ; lorsqu'elle est intégrée, en revanche, elle peut présenter de nombreux défis ».[24]

Dans une lettre commune de 33 organisations de la société civile en réponse à la proposition FIF de la Banque mondiale, les signataires déclarent : « L'Organisation mondiale de la Santé (OMS) et la Banque mondiale ont estimé que 10,5 milliards de dollars [25] de financement externe seront

---

[23] Emily Bass et Asia Russell, « Back From the Brink », *Think Global Health*, 6 octobre 2022.

[24] Bretton Woods Project CRITICAL VOICES ON THE WORLD BANK AND IMF, "World Bank's commitment to private sector-led development casts doubt on effectiveness of new Pandemic Preparedness Fund", https://www.brettonwoodsproject.org/2022/07/world-banks-commitment-to-private-sector-led-development-casts-doubt-on-effectiveness-of-new-pandemic-preparedness-fund/.

[25] C'est de là que vient le chiffre cité dans certains des articles mentionnés ci-dessus, 10 milliards par an, sur 5 ans cela ferait 50 milliards... le chiffre que la BM et l'OMS suggèrent comme étant nécessaire. Ce chiffre est bien inférieur aux promesses de dons que le Fonds de lutte contre la pandémie a reçues jusqu'à présent, soit 1,6 milliard de dollars américains.

nécessaires au cours des cinq prochaines années pour des investissements aux niveaux national, régional et mondial afin de renforcer la capacité des pays à faible revenu et à revenu intermédiaire ». [26] Les 33 organisations font une série de recommandations sur la gouvernance, l'engagement du secteur privé et le financement, insistant sur l'adoption d'une approche d'investissement public mondial pour que la proposition du FIF soit réellement inclusive [27] . Le renforcement du secteur public devrait être un objectif prioritaire. La pandémie de COVID-19 a montré plus clairement que jamais qu'un système de santé publique solide est l'outil le plus important pour garantir une réponse efficace et équitable aux urgences sanitaires, y compris les pandémies[28].

Dans le même ordre d'idées, lors de l'Assemblée générale des Nations Unies de septembre 2023, Helen Clark, en sa qualité de coprésidente du Groupe indépendant sur la préparation et la réponse aux pandémies, a insisté sur le fait « qu'un modèle d'investissement public mondial est nécessaire pour mettre en commun des fonds afin de soutenir les pays à revenu faible et intermédiaire ».[29]

---

[26] WEMOS, "Collective civil society inputs in response to the World Bank Group's White Paper A Proposed Financial Intermediary Fund (FIF) for Pandemic Prevention, Preparedness and Response hosted by the World Bank",
https://149805364.v2.pressablecdn.com/wp-content/uploads/2022/06/FIF_consultation_input_Wemos_and_Eurodad_including_endorsements.pdf.

[27] *Idem.*

[28] *Idem.*

[29] Déclaration de Helen Clark, ancienne coprésidente du groupe indépendant pour la préparation et la réponse à la pandémie, lors de la séance d'ouverture de la réunion de haut niveau de l'Assemblée générale des Nations Unies sur la prévention, la préparation et la réponse à la pandémie, le 20 septembre 2023, au siège de l'ONU, à New York.

Selon les propres informations de la Banque mondiale, « le montant de la dotation approuvée par le Conseil d'administration s'élevait à 350 millions d'USD. La dotation était relativement faible par rapport aux ressources totales du Fonds pour la lutte contre la pandémie, car le Conseil souhaitait que ce premier appel à propositions serve d'exercice d'apprentissage. Le Fonds de lutte contre la pandémie a annoncé début 2023 qu'il lancerait un autre appel à propositions, en tenant compte des enseignements tirés au profit des futurs candidats. »[30]

Il est important que tout fonds de prévention, de préparation et d'intervention en cas de pandémie suive une approche fondée sur les droits de l'homme.

Le renforcement du secteur public doit être un objectif prioritaire. La pandémie de COVID-19 a montré plus clairement que jamais qu'un système de santé publique solide est l'outil le plus important pour garantir une réponse efficace et équitable aux urgences sanitaires, y compris les pandémies[31].

Malgré son objectif ambitieux, le FIF n'avait reçu, à la fin de l'année 2022, que des promesses de financement d'un montant de 1,6 milliard de dollars US de la part des donateurs susmentionnés.

---

[30] Banque Mondiale, Brief July 20, 2023, FAQ : Pandemic Fund First Round of Funding Allocations, https://www.worldbank.org/en/programs/financial-intermediary-fund-for-pandemic-prevention-preparedness-and-response-ppr-fif/brief/faq-pandemic-fund-first-round-of-funding-allocations?cq_ck=1689894483379.

[31] *Idem.*

Le G7 est un groupe de chefs d'État et de gouvernement créé à l'initiative des États-Unis d'Amérique lors de la première crise pétrolière des années 1970. Au départ, le G7 ne comprenait que cinq pays (les États-Unis, l'Allemagne, la France, le Royaume-Uni et le Japon). Mais l'Italie et le Canada ont rapidement rejoint le groupe. La Russie a été incluse en 1997 pour former le G8, mais a été exclue en mars 2014 à la suite de l'annexion de la Crimée[32].

Le Groupe des Sept (G7) et le Groupe des Vingt (G20) sont des clubs de gouvernance informels qui organisent des sommets annuels de chefs d'État pour discuter de questions d'importance mondiale. Le G7 est un groupe plus homogène et plus intime, qui se réunit depuis des décennies. C'est un sous-groupe - un club dans le club - du G20, plus récent et plus diversifié, qui représente l'ordre mondial multipolaire émergent[33].

Avant que le G7 ne commence à s'intéresser à la santé mondiale, on a constaté que le secrétariat de l'OMS était fortement influencé par « les représentants des gouvernements des États-Unis, de l'Union européenne, de la Suisse, du Canada, du Japon et de l'Australie, qui préféraient une organisation faible qui servirait, ou du moins n'interférerait pas, avec les intérêts financiers et commerciaux de leurs

---

[32] ECONOMIQUEMENT.FR G7, G20, à quoi servent ces groupes de grandes puissances économiques ? https://www.economiquement.fr/dossier-56-g7-g20-groupes-grandes-puissances-economiques.html.

[33] Heinrich-Böll-Stiftung The green political Foundation Berlin, G/ Fundamentals No. 2, https://www.boell.de/sites/default/files/uploads/2016/11/fundamentals2_eng.pdf.

industries alimentaires et pharmaceutiques ». [34] Les pays susmentionnés coïncident pratiquement avec les membres du G7. L'articulation (s'il y en a une) entre l'OMS et le G7 n'est pas claire, mais on peut supposer que les membres du G7 n'adoptent pas, dans des organismes multilatéraux tels que l'OMS, des décisions, des stratégies ou des politiques qui vont à l'encontre de ce qu'ils ont convenu au sein du G7. Par exemple, lors de la crise du COVID-19, le G7 en tant que groupe a annoncé son soutien à l'achat de vaccins : « COVAX se félicite des engagements du G7 à fournir 870 millions de doses supplémentaires pour favoriser un accès équitable aux vaccins en 2021 et 2022, ainsi que de l'objectif de fournir au moins la moitié de ces doses d'ici à 2021 ».[35]

Le monde est confronté à de multiples crises affectant la santé mondiale, telles que le changement climatique, les guerres et les conflits armés, et les récentes pandémies telles que le COVID-19. Dans ce contexte, le Groupe des Sept (G7) à Hiroshima et la réunion des ministres de la santé du G7 à Nagasaki (Japon) en mai 2023 ont élaboré un programme pour les sept pays industrialisés en matière de santé mondiale[36].

Ces dernières années, la charge financière a augmenté dans le domaine des soins de santé au niveau mondial, en particulier dans les pays à revenu faible ou intermédiaire. Dans ce

---

[34] Velásquez, G. « ¿ Qué remedios para la Organización Mundial de la Salud ? una organización a la deriva », Le Monde Diplomatique, (édition espagnole), novembre 2016. Disponible à l'adresse suivante :
https://mondiplo.com/que-remedios-para-la-organizacion-mundial-de-la.

[35] OMS, « G7 announces pledges to contribute 870 million vaccines for COVID-19, at least half of which will be delivered by 2021 ». 13 juin 2021, communiqué de presse conjoint, Genève,
https://www.who.int/es/news/item/13-06-2021-g7-announces-pledges-of-870-million-covid-19-vaccine-doses-of-which-at-least-half-to-be-delivered-by-the-end-of-2021.

[36] Voir G 7 « Impact Investment Initiative for Global Health », https://www.mofa.go.jp/files/100507018.pdf.

contexte, indique le communiqué du G7, « *il est devenu urgent de mobiliser des fonds privés et publics, y compris par le biais d'un financement durable* ».[37]

Début 2023, le G7 a annoncé l'intention de lancer le Triple I for Global Health (Impact Investment Initiative for Global Health) pour la santé mondiale en marge des réunions de haut niveau de l'Assemblée générale des Nations Unies en septembre 2023. À cette date, une déclaration politique de la réunion de haut niveau sur la couverture sanitaire universelle « Couverture sanitaire universelle : revoir à la hausse notre ambition pour la santé et le bien-être dans un monde post-COVID » a été adoptée à New York[38].

Au point 36, la déclaration reconnaît que le financement des systèmes de santé pose d'importants problèmes dans les pays à revenu faible et intermédiaire, où plus d'un tiers des dépenses nationales de santé sont à la charge des patients et où les dépenses publiques représentent moins de 40 % du financement des soins de santé primaires ; le financement de l'aide internationale ne représente que 0,2 % des dépenses mondiales de santé, mais peut représenter un pourcentage important des dépenses nationales de santé, atteignant environ 30 % dans les pays à faible revenu[39].

Plus loin, le point 73 de la déclaration stipule : « Explorer, encourager et promouvoir une série de mesures d'incitation et de mécanismes de financement novateurs pour la recherche et le développement dans le domaine de la santé, y compris **un**

---

[37] Op.cit., souligné par l'auteur.
[38] « Couverture santé universelle : étendre notre ambition en matière de santé et de bien-être
dans un monde post-COVID ».
https://www.un.org/pga/77/wp-content/uploads/sites/105/2023/09/UHC-Final-Text.pdf.
[39] Op.cit.

**partenariat public-privé plus solide et plus transparent**[40] (...) en reconnaissant le rôle important du secteur privé dans la recherche et le développement de médicaments novateurs ».[41]

Le communiqué du G7 au Japon (2023) envisageait comme prochaine étape d'inviter les institutions de financement du développement, les banques publiques de développement, les banques multilatérales de développement, les entreprises privées et d'autres organisations concernées à envisager de se joindre à la co-création d'une telle initiative pour soutenir et développer un cadre pour la mobilisation des investissements du secteur privé. Un secrétariat mènerait des activités de sensibilisation, collecterait des données, diffuserait les bonnes pratiques, convoquerait des groupes de travail et organiserait des forums. Le secrétariat collaborerait avec des partenaires de mise en œuvre/connaissances, notamment le "Global Steering Group for Impact Investment (GSG)", le "Impact Taskforce", et la Fondation Bill et Melinda Gates[42].

Plus loin, le point 105 de la déclaration indique :

> « Demander aux entités compétentes du système des Nations Unies pour le développement, dans le cadre de leurs mandats respectifs, en reconnaissant le rôle clé de l'Organisation mondiale de la Santé en tant qu'autorité directrice et coordinatrice des activités sanitaires internationales, conformément à sa Constitution, et des équipes de pays des Nations Unies, sous la direction des

[40] Souligné par l'auteur.

[41] Point 73 de la déclaration « Couverture santé universelle : revoir à la hausse notre ambition pour la santé et le bien-être dans un monde post-COVID ».
https://www.un.org/pga/77/wp-content/uploads/sites/105/2023/09/UHC-Final-Text.pdf.

[42] G 7 " Impact Investment Initiative for Global Health",
https://www.mofa.go.jp/files/100507018.pdf, Op. cit.

coordonnateurs résidents revitalisés, dans le cadre de leurs mandats respectifs, **ainsi que d'autres acteurs mondiaux du développement et de la santé, y compris la société civile, le secteur privé** et les milieux universitaires, pour aider et soutenir les pays dans les efforts qu'ils déploient pour parvenir à la couverture sanitaire universelle au niveau national, conformément à leurs contextes, priorités et compétences nationaux respectifs. ».[43]

Le G20 a été créé en 1999 à l'initiative des ministres des finances et des gouverneurs des banques centrales des pays du G7, dans le but d'inclure les pays émergents dans les discussions sur l'économie mondiale. Outre les pays du G7, le G20 comprend l'Afrique du Sud, l'Arabie saoudite, l'Argentine, l'Australie, le Brésil, la Chine, la Corée du Sud, l'Inde, l'Indonésie, le Mexique, la Turquie, ainsi que des représentants de l'Union européenne. Les pays du G20 représentent près de 90 % du produit intérieur brut (PIB) mondial, 80 % du commerce mondial et deux tiers de la population mondiale[44]. L'Union africaine a récemment rejoint le groupe.

Le G20, qui s'est réuni pour la première fois à Washington en novembre 2008, est aujourd'hui le principal forum international de coopération et de consultation sur les questions économiques et financières. À ce titre, des institutions officielles telles que le FMI et la Banque mondiale sont invitées aux réunions du G20[45]. En 2017, les ministres de

---

[43] Point 105 de la "Couverture santé universelle : étendre notre ambition en matière de santé et de bien-être dans un monde post-COVID". https://www.un.org/pga/77/wp-content/uploads/sites/105/2023/09/UHC-Final-Text.pdf (c'est nous qui soulignons).

[44] Gouvernement d'Espagne, Trésor, https://www.tesoro.es/asuntos-internacionales/g20-el-grupo-de-los-veinte.

[45] ECONOMIQUEMENT.FR G7, G20, à quoi servent ces groupes de grandes puissances économiques ?

la santé du G20 se sont réunis pour la première fois afin de discuter de la santé mondiale et ont publié un communiqué décrivant leurs priorités en matière de santé, comme le fait le G7 depuis des années. Comme ces clubs politiques ont un poids politique et économique considérable, leurs agendas respectifs en matière de santé mondiale peuvent influencer à la fois les priorités de santé mondiale et celles d'autres pays et acteurs.[46]

Un autre club plus petit – qui comprend certains membres du G20 – est celui des BRICS, une alliance d'économies émergentes : le Brésil, la Russie, l'Inde, la Chine et l'Afrique du Sud[47]. En 2001, Jim O'Neill, économiste à la banque d'investissement Goldman Sachs, a inventé l'acronyme « BRIC » pour Brésil, Russie, Inde et Chine. Il s'agissait de grands pays à revenu intermédiaire dont les économies connaissaient alors une croissance rapide. Il a prédit qu'ils pourraient devenir les premières économies mondiales d'ici 2050. En 2006, les quatre pays ont décidé d'unir leurs forces pour former le groupe. L'Afrique du Sud a rejoint le groupe en 2010[48]. Ce groupe représente pour beaucoup la perspective d'un bloc géopolitique unifié qui, entre autres objectifs, peut

---

https://www.economiquement.fr/dossier-56-g7-g20-groupes-grandes-puissances-economiques.html .

[46] McBride, B., Hawkes, S. & Buse, K. Soft power and global health : the sustainable development goals (SDGs) era health agendas of the G7, G20 and BRICS. *BMC Public Health* 19, 815 (2019). https://doi.org/10.1186/s12889-019-7114-5.

[47] En août 2023, lors du 15e anniversaire des BRICS, le président sud-africain Cyril Ramaphosa annonce que l'Arabie saoudite, l'Argentine, l'Égypte, les Émirats arabes unis, l'Éthiopie et l'Iran sont invités à rejoindre le bloc à partir du 1er janvier 2024. *"Six nouveaux pays rejoignent les BRICS, le bloc des pays émergents"* [archive], sur *liberation.fr.*

[48] BBC Afrique, Qu'est-ce que le groupe BRICS et quels sont ses objectifs ?
https://www.bbc.com/afrique/articles/clk1gy1dnn1o.

contribuer à recadrer le développement de la santé mondiale dans un nouvel ensemble d'idées et de valeurs·

En juillet 2011, les ministres de la santé du Brésil, de la Russie, de l'Inde, de la Chine et de l'Afrique du Sud se sont réunis à Pékin pour la première réunion des ministres de la santé des BRICS. Les ministres se sont engagés, dans ce qui est devenu par la suite la « Déclaration de Pékin », à lancer, défendre et soutenir une série de mesures de santé mondiale[49].

En outre, les ministres de la santé ont convenu de « promouvoir les BRICS en tant que forum de coordination, de coopération et de consultation sur les questions pertinentes liées à la santé publique mondiale ».[50] Le 22 mai 2012, ils se sont à nouveau réunis à Genève pour discuter de la coopération en matière de santé pour leurs citoyens « ainsi que pour le monde entier ».[51]

Hamer et al.[52] ont passé en revue plus de 800 articles sur le sujet afin de déterminer l'influence éventuelle des BRICS sur la santé mondiale et, le cas échéant, la manière dont cette influence a été conceptualisée et consignée dans la littérature.

Premier aspect positif, l'étude de Hamer souligne que l'alliance des BRICS en matière de santé pourrait déboucher sur une action collective concrète en faveur de la santé mondiale à un moment indéterminé dans l'avenir et, surtout, que ce groupe aurait le potentiel de remodeler les modèles

---

[49] Réunion des ministres de la santé des BRICS : Déclaration de Pékin. Pékin, Chine, 11 juillet 2011.
http://www.brics.utoronto.ca/docs/110711-health.html.
[50] *Idem.*
[51] Communiqué commun des États membres des BRICS sur la santé. http://www.moh.gov.cn/publicfiles/business/htmlfiles/mohgjhzs/s3578/201205/54869.htm.
[52] Harmer, A., Xiao, Y., Missoni, E. *et al.* 'BRICS without straw' ? A systematic literature review of newly emerging economies' influence in global health. *Global Health* **9**, 15 (2013).
https://doi.org/10.1186/1744-8603-9-15.

occidentaux de gouvernance mondiale de la santé et d'aide au développement.

D'autre part, une lecture plus pessimiste de la littérature examinée souligne que les BRICS ont jusqu'à présent été incapables de coopérer ou de coordonner leurs actions ou leur influence sur des questions spécifiques de santé mondiale (par exemple, la réforme de l'Organisation mondiale de la Santé ou la couverture sanitaire universelle).

L'étude de M. Hamer n'a trouvé que peu d'éléments permettant d'affirmer que les BRICS influencent la santé mondiale, bien que certains pays des BRICS se fassent davantage entendre et participent plus activement à l'élaboration, voire à la direction, de mouvements mondiaux en faveur de la santé, tels que la couverture universelle des soins de santé ou la production de médicaments génériques. L'étude note que

> « Les différents sommets et réunions des ministres de la santé des BRICS suggèrent qu'il existe une volonté politique d'action collective et que les dirigeants politiques reconnaissent désormais que leurs ministres de la santé ont la possibilité d'orienter l'agenda mondial de la santé dans une nouvelle direction. Le défi consiste à tirer parti de cet élan et à transformer la volonté politique en action ».[53]

L'analyse ci-dessus des trois groupes de pays (G7, G20, BRICS) soulève certaines questions :

- Comment leurs priorités s'articulent-elles avec les mandats et les négociations en cours à l'OMS, l'organisme multilatéral auquel appartiennent les pays du G7, du G20 et des BRICS ?

[53] *Idem.*

- L'OMS fournira-t-elle à un groupe de pays une assistance technique et/ou financière spécifique sur des questions de santé ?

- Quel besoin ou quel intérêt les groupes régionaux, ou les groupes de pays amis, ont-ils à définir des programmes de santé auxquels ils ont déjà adhéré en tant que membres de l'organisme multilatéral qu'est l'OMS ?

- Comment s'assurer que les questions définies comme des priorités sanitaires des pays du G7, du G20 et des BRICS sont cohérentes avec les engagements pris par ces pays à l'OMS ?

- Qui soutiendra et aidera les pays qui n'appartiennent à aucun de ces groupes ?

### Le groupe des 77 + la Chine

La Déclaration du Groupe des 77 + Chine (G77+Chine) de septembre 2023 à La Havane, Cuba, stipule dans son point 6 : « Nous soulignons la nécessité urgente d'une réforme globale de l'architecture financière internationale et d'une approche plus inclusive et coordonnée de la gouvernance financière mondiale, en mettant davantage l'accent sur la coopération entre les pays, notamment en augmentant la représentation des pays en développement dans les organes mondiaux de prise de décision et d'élaboration des politiques qui contribuent à renforcer les capacités des pays en développement à accéder à la science, à la technologie et à l'innovation, et à les développer ».

Le G77 + la Chine, qui compte aujourd'hui 134 pays représentés au sommet de La Havane, appelle à « une représentation accrue des pays en développement dans les organes mondiaux de prise de décision et d'élaboration des politiques ». Cet appel fait référence au G7, qui compte sept pays, au G20, qui en compte vingt, ou aux BRICS, qui en comptent cinq ou onze (les six pays récemment invités). Si les décisions sont prises par le G7, le G20 ou les BRICS, plus de 100 pays seront exclus de la prise de décision.

Le G77+ Chine poursuit dans sa déclaration, au point 29 : « Nous demandons instamment à la communauté internationale et aux organes compétents du système des Nations Unies de prendre des mesures urgentes pour promouvoir un accès libre, opportun et équitable des pays en développement aux mesures, produits et technologies liés à la santé nécessaires pour faire face aux mesures actuelles et futures de préparation et de prévention des pandémies. Il s'agit notamment de financer, de renforcer les systèmes de santé, de développer les capacités, d'assurer la durabilité des chaînes d'approvisionnement, de transférer les technologies et le savoir-faire pour la fabrication et la production locales et régionales de contre-mesures médicales, notamment de médicaments, de vaccins, de thérapies, de diagnostics, de technologies de la santé et d'autres produits de santé dans les pays en développement ».

Cet appel est adressé « aux organes compétents du système des Nations Unies », c'est-à-dire au système multilatéral.

## Le mouvement des non-alignés

Le Mouvement des non-alignés (MNA) a été créé pendant la guerre froide en tant qu'organisation d'États qui ne voulaient s'aligner ni sur les États-Unis d'Amérique ni sur l'Union soviétique, mais qui cherchaient à rester neutres dans la confrontation entre les grandes puissances de l'époque. Le concept de base du groupe est né en 1955 lors des discussions de la conférence Asie-Afrique de Bandung, en Indonésie.

Comme l'ont souligné Li, Uribe et Danish dans une étude du South Centre,

> « Le mouvement des non-alignés est né de la nécessité ressentie par les nouvelles nations post-coloniales de ne pas être contraintes de faire partie d'un bloc politique ou militaire pendant la guerre froide. Maintenant que la communauté internationale est à nouveau confrontée à des tensions géopolitiques croissantes, les principes du non-alignement ont refait surface dans le Sud, donnant au Mouvement des pays non alignés la possibilité de devenir une force majeure dans l'élaboration d'un nouvel ordre international ».[54]

La première conférence au sommet du Mouvement s'est tenue à Belgrade, en Yougoslavie, en septembre 1961. Le Mouvement compte actuellement 120 membres : 53 pays d'Afrique, 39 pays d'Asie, 26 pays d'Amérique latine et des Caraïbes et 2 pays d'Europe (Biélorussie et Azerbaïdjan)[55].

Depuis le début des années 1990, les ministres de la santé du Mouvement des pays non alignés se sont réuni le premier ou le deuxième jour de l'Assemblée mondiale de la santé (AMS). Le Directeur général de l'OMS a assisté aux délibérations, mais en raison de la grande diversité des pays qui composent le Mouvement, les déclarations ont été plutôt générales et, en fin de compte, peu de déclarations concrètes ont été faites sur les différentes questions qui seraient discutées à l'Assemblée mondiale de la santé dans les jours suivants.

Toutefois, lors de la pandémie de COVID-19, les ministres de la santé du Mouvement des pays non alignés ont envoyé un

---

[54] *Yuefen Li, Daniel Uribe et Danish, Reinvigorating the Non-Aligned Movement for the Post-COVID-19 Era*, Research Paper No. 179 (Genève, South Centre, 14 juillet 2023).

[55] Drishti The Vision, Mouvement des pays non alignés (MNA), https://www.drishtiias.com/to-the-points/Paper2/about-us/general-introduction.

message fort et clair de soutien à l'OMS pour défendre le multilatéralisme dans le domaine de la santé :

> « ... les pays membres ont convenu de l'importance de la solidarité et de la coopération internationale pour garantir l'accès mondial aux médicaments, aux vaccins et aux équipements médicaux, ainsi que pour prévenir les effets négatifs de la pandémie sur l'économie ».[56]

> « Plus de six décennies après sa création, le Mouvement des pays non alignés se trouve à un moment crucial, où la consolidation du non-alignement entre les pays en développement peut contribuer à encourager la solidarité, à promouvoir la collaboration et à défendre les intérêts des pays en développement dans le cadre de la reconfiguration de la gouvernance mondiale. Relever ces défis exige des niveaux sans précédent de coopération internationale, à la fois Nord-Sud et Sud-Sud. En tant que groupement de pays non alignés, le Mouvement des pays non alignés pourrait jouer un rôle important dans la lutte contre la fragmentation mondiale, la promotion de la solidarité et le renforcement du multilatéralisme ».[57]

Dans ce contexte, le rôle du Mouvement des pays non alignés devrait être d'influencer les débats au sein des organes directeurs de l'OMS (Assemblée mondiale de la santé et Conseil exécutif) en proposant et en défendant les intérêts des pays en développement dans des domaines critiques tels que

[56] Politique mondiale. "Les pays non alignés soutiennent l'OMS et le multilatéralisme". https://www.aa.com.tr/es/mundo/pa%C3%ADses-no-alineados-respaldan-a-la-oms-y-al-multilateralismo/1830284.

[57] *Yuefen Li, Daniel Uribe et Danish, Reinvigorating the Non-Aligned Movement for the Post-COVID-19 Era*, Research Paper, 179 (Genève, South Centre, juillet 2023).

l'accès aux produits pharmaceutiques et aux technologies médicales, la promotion de la production locale et la couverture sanitaire universelle.

## L'incursion de la philanthropie dans la santé mondiale

L'histoire de la philanthropie moderne se situe à la fin du 19e et au début du 20e siècle, avec Andrew Carnegie et l'empire de l'acier à Pittsburgh et John Rockefeller et « l'or noir » du pétrole en Californie[58]. Comme l'écrit Rob Reich, « l'accroissement des inégalités sera l'ennemi de la coexistence civile et certainement l'ami de la philanthropie ».[59] Carnegie comme Rockefeller (ou un Bill Gates des temps modernes) n'ont jamais remis en question l'objectif d'un enrichissement illimité. Carnegie n'a pas hésité à écrire à la fin des années 1990 que l'inégalité était inéluctable et qu'elle était le prix du progrès :

> « Le contraste entre le palais du millionnaire et la petite maison de l'ouvrier que nous constatons à notre époque, ne fait que donner la mesure du changement qui s'opère dans notre civilisation. Ce changement n'est nullement déplorable, il doit être accueilli comme un grand avantage (...) ».[60]

Le monde de la philanthropie soulève des questions éthiques sur l'enrichissement effréné et les inégalités sociales auxquelles il contribue. En ce qui concerne la philanthropie actuelle dans le domaine de la santé, il est important

---

[58] Cité dans Dentico, Nicoletta, " Richi e Buoni ? Le trame oscure del filantrocapitalismo " EMISFERI, ROMA 2020.

[59] Rob Reich et al. "Philanthropy in Democratic Societies : History, Institutions, Values". Université de Chicago.

[60] Elizabeth Kolbert "Gospels of giving for the New Gilded Age : Are today donor classes solving problems-or creating new ones ?", in the New Yorker, 20/8/2018 (bit.ly/20TFTYM).

d'examiner d'où viennent les fortunes qui la soutiennent et où sont investis les fonds respectifs. Par exemple, les fondations Ford, Rockefeller, W.K. Kellogg et Robert Wood Johnson (ainsi que la fondation Bill et Melinda Gates) ont généré des ressources en investissant, entre autres, dans des sociétés pharmaceutiques et alimentaires.[61]

David McCoy et al. [62] ont analysé 1 094 subventions accordées entre janvier 1998 et décembre 2007 par la Fondation Bill & Melinda Gates et ont constaté que la valeur totale de ces subventions s'élevait à 8,95 milliards de dollars, dont 5,82 milliards (65 %) ont été distribués à seulement 20 organisations, y compris des organisations jouant un rôle dans la santé publique mondiale telles que l'OMS, l'Alliance GAVI, la Banque mondiale, le Fonds mondial de lutte contre le sida, la tuberculose et le paludisme.

Ces sommes représentent des pourcentages significatifs dans les budgets des entités bénéficiaires ; par exemple, dans le cas de l'OMS, la Fondation Bill & Melinda Gates est le deuxième plus grand contributeur non étatique au budget de l'organisation.

Une analyse sur les fonds des organisations philanthropiques consacrés à la santé suggère la nécessité d'aborder plusieurs points problématiques :

- D'où proviennent ces fonds ?

---

[61] D, Basu S, McKee M (2011) Global Health Philanthropy and Institutional Relationships : How Should Conflicts of Interest Be Addressed ? PLoS Med 8(4) : e1001020.
https://doi.org/10.1371/journal.pmed.1001020.
https://journals.plos.org/plosmedicine/article?id=10.1371/journal.pmed.1001020.

[62] David McCoy , Gayatri Kembhavi, Jinesh Patel, Akish Luintel "The Bill & Melinda Gates Foundation's grant-making programme for global health", DOI : 10.1016/S0140-6736(09)60571-7.

• Dans quelle mesure ces contributions modifient-elles les priorités des bénéficiaires lorsque les donateurs identifient les questions à financer ?

• Quelles sont les conditions exigées par les fondations, telles que la participation à des comités d'experts et/ou aux organes de direction des bénéficiaires ?

• Quels sont les mécanismes mis en place pour éviter les conflits d'intérêts potentiels ?

## Partenariats public-privé dans le domaine de la santé mondiale[63]

Les PPP (partenariats public-privé) dans le domaine des soins de santé ont été lancés en partant du principe qu'ils créent une situation où tout le monde est gagnant. Cependant, Gro Harlem Brundtland, directrice de l'OMS (1998-2003), lors de sa deuxième table ronde avec la Fédération internationale de l'industrie du médicament (FIIM), a déclaré : « Je reconnais que les différences d'objectifs et de responsabilités entre l'industrie pharmaceutique basée sur la recherche et l'OMS rendent la collaboration difficile ».

Cette hypothèse d'une situation « gagnant-gagnant » a contribué à l'augmentation rapide du nombre de PPP dans le domaine de la santé sans mécanismes d'évaluation clairs. Si tout le monde gagne, il ne devrait pas y avoir trop de danger, mais s'il y a des « gagnants » et des « perdants » dans ces partenariats, il convient d'évaluer qui gagne et qui perd.

---

[63] Cette section est partiellement basée sur Velásquez, G. "Public-private Partnerships in Global Health : Putting Business before Health ?" SC RP no. 49, Geneva 2014. 49, Genève 2014.
https://www.southcentre.int/research-paper-49-january-2014/#more-6311.

Selon Richter [64], les PPP impliquent certains « compromis » qui rendent nécessaire l'examen des risques en termes de politique et d'intérêts publics. Ces risques sont les suivants :

– les acteurs commerciaux qui utilisent l'interaction avec les agences des Nations Unies pour obtenir des informations politiques et commerciales afin d'acquérir une influence politique et/ou un avantage concurrentiel ;

– des acteurs du monde des affaires qui utilisent l'interaction pour définir l'agenda public mondial en fonction d'intérêts commerciaux.

Les PPP sont loin d'être un nouveau modèle pour résoudre le problème de l'accès aux soins de santé, en particulier dans les pays en développement. Il s'agit davantage d'une expérience que d'un « modèle ».

Dans le secteur de la santé, les PPP, comme l'a déclaré Richter [65], dès 2014 dans le document susmentionné, menacent le fonctionnement démocratique et multilatéral sur lequel reposent le système des Nations Unies et ses agences spécialisées, telles que l'OMS. Les PPP soulèvent quelques inquiétudes :

– La plupart des produits développés jusqu'à présent sont des innovations progressives.

– Sa capacité est assez modeste.

– Dans certains cas, ils sont en concurrence les uns avec les autres. Cela peut entraîner des chevauchements et un gaspillage des ressources.

---

[64] Richter, J., "Public-Private Partnerships and International Health Policy-making", *op. cit.* pages 11 à 17.
[65] *Idem*, Richter, J., "Public-Private Partnerships and International Health Policy-making", *op. cit.* pages 11 à 17.

– Conflit d'intérêt potentiel, car le secteur privé siège dans les conseils d'administration et les comités consultatifs du secteur public.

– Dans la plupart des PPP pour le développement de produits pharmaceutiques, on ne sait pas comment la propriété intellectuelle sera traitée.

– Dans certains cas, on observe que sont brevetées des étapes intermédiaires pour les maladies non négligées (c'est-à-dire toutes les autres maladies qui ne figurent pas sur la liste des « maladies négligées » de l'OMS) à des fins commerciales, comme les adjuvants partenariats pour le développement de produits (PDP) pour les vaccins contre le paludisme.

– Les PPP sont généralement lancés par des donateurs du Nord qui décident des problèmes et des priorités du Sud.

Torchia et al.[66] ont procédé à un examen systématique de quarante-six articles publiés dans des revues internationales au cours de la période 1990-2011. Six axes de recherche dans le domaine des PPP ont été identifiés : l'efficacité, les avantages, l'intérêt public, la vue d'ensemble des pays, l'efficience et les partenaires. Les principaux résultats suggèrent que, bien que les PPP soient utilisés pour résoudre les problèmes de santé publique émergents à l'échelle internationale, les questions relatives à leur efficacité, leur efficience et leur pertinence restent sans réponse.

En 2023, après la crise du COVID-19, la première chose que l'on pourrait souligner est qu'il n'existe pas de règles fixes

---

[66] Mariateresa Torchia, Andrea Calabrò & Michèle Morner (2015) Public-Private Partnerships in the Health Care Sector : A systematic review of the literature, Public Management Review, 17:2, 236-261, DOI : 10.1080/14719037.2013.792380
https://www.tandfonline.com/action/showCitFormats?doi=10.1080%2F14719037.2013.792380 .

convenues au niveau international pour le fonctionnement/comportement des partenariats mondiaux publics/privés dans le domaine de la santé tels que GAVI ou COVAX. S'il en existait, nous pourrions nous demander qui fixe les règles et comment elles sont appliquées. D'une manière générale, dans un modèle néolibéral, les États ont de moins en moins d'influence sur les grandes entreprises privées, dont beaucoup sont désormais « transnationales »[67], qui ont de plus en plus de pouvoir pour limiter ou contester le rôle de régulateur des États[68].

« L'Accélérateur ACT » et COVAX ont été imposés comme « la seule solution globale » pour un accès équitable aux vaccins, sur la base du modèle de partenariat public-privé qui s'est imposé dans la gestion de la santé mondiale, propulsé à un niveau supérieur par la grande crise du COVID-19. Cette expérience a constitué une forme expérimentale de ce que l'on pourrait appeler un « super ou macro-PPP », comme celui qui semble être proposé aujourd'hui par le G7 et le Pandemic Fund (PBF) de la Banque mondiale dont nous avons parlé plus haut.

La complexité structurelle d'un super-PPP masque les énormes différences entre les partenaires constitutifs lorsqu'il s'agit de pays développés et de leur industrie, ce qui confère

---

[67] Hurriyet Babacan, *Handbook of Global Health, 2020 "Public-Private Partnership for Global Health"*, ISBN : 978-3-030-05325-3, https://citations.springernature.com/item?doi=10.1007/978-3-030-05325-3_117-1

[68] Hernández Zubizarreta, J. "LAS EMPRESAS TRANSNACIONALES FRENTE A LOS DERECHOS HUMANOS : HISTORIA DE UNA ASIMETRIA NORMATIVA De la responsabilidad social corporativa a las redes contrahegemónicas transnacionales", 2009
ISBN : 978-84-89916-27-9.
https://publicaciones.hegoa.ehu.eus/uploads/pdfs/79/Empresas_transnacionales_frente_a_los_derechos_humanos.pdf?1488539221.

aux entreprises pharmaceutiques un pouvoir considérable et rend l'intérêt public, la transparence et la responsabilité difficiles à atteindre.

L'échec de COVAX suffirait à remettre en question la légitimité du modèle « macro-PPP » dans le domaine de la santé mondiale ; il soulève la nécessité de rechercher de nouvelles voies ou solutions[69].

## Nouveaux concepts : Sécurité sanitaire, couverture sanitaire universelle

À ce scénario déjà complexe s'ajoute un nouveau concept, introduit par les membres du G7, celui de « sécurité sanitaire mondiale ». Tout le monde ne parle pas de la même chose lorsqu'il s'agit de « sécurité sanitaire » ou de « couverture sanitaire universelle ».

Le concept de « sécurité sanitaire » est de plus en plus utilisé. Le problème est « qu'il existe des définitions diverses et incompatibles, une élaboration incomplète du concept de sécurité sanitaire en termes opérationnels de santé publique, et un rapprochement insuffisant du concept de sécurité sanitaire avec les soins de santé primaires communautaires. Plus important encore, il existe de grandes différences dans la compréhension et l'utilisation du concept dans différents contextes. Les décideurs politiques des pays industrialisés mettent l'accent sur la protection de leurs populations, en particulier contre les menaces extérieures telles que le

---

[69] Katerini Tagmatarchi Storeng, Antoine de Bengy Puyvallée & Felix Stein (2021) COVAX and the rise of the 'super public private partnership' for global health, Global Public Health, 2021, DOI : 10.1080/17441692.2021.1987502; https://www.tandfonline.com/doi/citedby/10.1080/17441692.2021.1987502?scroll=top&needAccess=true&role=tab.

terrorisme et les pandémies, tandis que les travailleurs de la santé et les décideurs politiques des pays en développement et du système des Nations Unies comprennent le terme dans un contexte plus large de santé publique ».[70]

Au sein même de l'OMS, le concept est utilisé de manière ambiguë comme « sécurité sanitaire mondiale ». Des interprétations divergentes, entre pays développés et pays en développement, entraînent une incertitude dans l'interprétation du Règlement sanitaire international (2005). « Certains pays en développement commencent à douter que les données de surveillance sanitaire partagées au niveau international soient utilisées à leur avantage ».[71]

Comme le souligne W. Aldis, il existe une opposition significative et croissante à l'utilisation d'une justification « sécuritaire » pour la coopération mondiale en matière de santé, en particulier de la part de certains pays en développement, qui est ignorée par les représentants des pays industrialisés.

Le problème de cette différence de conception est que, si le G7 prône clairement l'inclusion du secteur privé en tant qu'acteur structurel de la santé mondiale, la sécurité ainsi obtenue est essentiellement celle de certains, les citoyens des pays du Nord, plutôt que la sécurité de tous.

De la même manière que la disparition du concept de médicaments essentiels remplacé par celui de.... (voir chapitre 6), l'apparition de ce concept de « sécurité sanitaire » est problématique. Ce concept de « sécurité », appliqué ici à la santé, pose par ailleurs de multiples autres questions.

---

[70] William Aldis, Health security as a public health concept : a critical analysis, *Health Policy and Planning*, Volume 23, Issue 6, November 2008, Pages 369-375, https://doi.org/10.1093/heapol/czn030.
[71] William Aldis, *op. cit.*

## Le rôle des objectifs de développement durable

Le treizième programme de travail de l'OMS (2018-2023) indique : « L'OMS ne réussira que si elle fonde son travail sur les Objectifs de développement durable (ODD). Le Programme de développement durable à l'horizon 2030 considère la santé comme vitale pour l'avenir de notre monde. Il s'inscrit dans l'engagement d'atteindre l'objectif 3, qui invite toutes les parties prenantes à "Assurer une vie saine et promouvoir le bien-être de tous à tout âge ».[72]

On trouve également de telles références dans les déclarations du G7 : « La pandémie de COVID-19 (...) et les perturbations des services de santé de routine nous ont éloignés de la réalisation de la couverture sanitaire universelle, des objectifs du Millénaire pour le développement et des objectifs de développement durable (ODD), en particulier l'ODD 3 sur la santé et le bien-être ».[73]

La troisième conférence sur le financement du développement (Addis Abeba, 13-16 juillet 2015), qui devait identifier les fonds nécessaires à la mise en œuvre des ODD devant être approuvés en juillet 2015 par les chefs d'État participant à la conférence[74], a échoué faute de consensus[75]. Comme le sommet des chefs d'État pour l'adoption des ODD

[72] OMS « Treizième programme de travail 2019-2023 », https://iris.who.int/bitstream/handle/10665/324775/WHO-PRP-18.1-eng.pdf?isAllowed=y&sequence=1 .

[73] Communiqué des ministres de la santé du G7 du 20 mai 2022, Berlin, https://www.g7germany.de/resource/blob/974430/2042058/5651daa3215 17b089cdccfaffd1e37a1/2022-05-20-g7-health-ministers-communique-data.pdf.

[74] Programme d'action d'Addis-Abeba de la troisième Conférence internationale sur le financement du développement, 2015, https://www.un.org/esa/ffd/publications/aaaa-outcome.html.

[75] TWN, La troisième conférence sur le financement du développement à Addis-Abeba : Failing to finance development ? 2015, https://www.twn.my/title2/wto.info/2015/ti150717.htm.

devait se tenir quelques jours plus tard, la décision a été prise d'aller de l'avant. En d'autres termes, les ODD ont été annoncés sans consensus sur leur financement.

Il a été noté à cet égard que « la troisième conférence internationale sur le financement du développement à Addis-Abeba s'est achevée le 16 juillet dans un climat de désaccord, les pays développés rejetant la création d'un organisme fiscal mondial et rejetant une proposition de compromis des pays en développement visant à renforcer le comité d'experts fiscaux des Nations Unies existant. Normalement, lorsque de grandes conférences se terminent après des conflits et aboutissent à des négociations intergouvernementales, il y a un certain sentiment d'exaltation. Cela n'a pas été le cas à Addis-Abeba. Au contraire, les pays en développement et de nombreux fonctionnaires des Nations Unies ont été profondément déçus, et les groupes de la société civile qui suivaient le processus du libre-échange depuis un an ont été indignés ».[76]

Il ne serait pas faux de dire que les ODD, auxquels toutes les organisations internationales se réfèrent constamment, ont été adoptés sans que l'on sache combien leur mise en œuvre coûterait et qui les financerait. Cette incertitude sur le financement des ODD demeure malheureusement.

Le « Rapport du Secrétaire général sur les progrès accomplis dans la réalisation des objectifs de développement durable »,[77] récemment publié, nous rappelle qu'il faudra des

---

[76] La troisième conférence internationale sur le financement du développement, qui s'est tenue à Addis-Abeba, s'est achevée le 16 juillet 2015.
https://www.ilo.org/global/about-the-ilo/how-the-ilo-works/multilateral-system/WCMS_438654/lang--es/index.htm#:~:text=La%20Tercera%20Conferencia%20Internacional%20sobre,objetivos%20de%20la%20ambiciosa%20agenda.

[77] Rapport du Secrétaire général sur les progrès accomplis dans la réalisation des objectifs de développement durable https://www.un.org/sustainabledevelopment/es/progress-report/.

efforts et des engagements exceptionnels pour parvenir à un « plan de sauvetage des peuples et de la planète ». Cela est nécessaire à un moment où de nombreux pays en développement sont confrontés à des catastrophes liées au changement climatique, aux conséquences de la pandémie de COVID-19 et de la guerre en Ukraine et au Moyen-Orient, à l'augmentation de la dette extérieure et de l'inflation, entre autres défis.

Pour ce faire, il convient d'accroître le financement des ODD, y compris dans le domaine de la santé, et de réformer l'architecture financière internationale afin de la rendre résiliente, équitable et accessible à tous. L'architecture existante, conçue par les pays industrialisés dans l'après-guerre, n'a pas été à la hauteur de l'ambition des ODD. Ses inégalités structurelles et ses inefficacités entravent la réalisation des objectifs internationaux et ont conduit à des réponses inadéquates aux différentes crises[78].

## Conclusions : Trois scénarios possibles pour l'avenir de la santé mondiale

### Prolongation du statu quo actuel

1) La prolifération des acteurs de la santé mondiale, avec une certaine juxtaposition et incohérence dans les actions et, surtout, avec l'impossibilité d'une coordination efficace et réelle.

2) La conclusion des négociations à l'OMS sur un traité sur les pandémies et la réforme du Règlement sanitaire international (2005) sans règles contraignantes sur des

---

[78] I ISD, SDG KNOWLEDGE HUB, "Recommitting to Finance the Sustainable Development Goals", 2023, https://sdg.iisd.org/commentary/guest-articles/recommitting-to-finance-the-sustainable-development-goals/.

questions de fond telles que la propriété intellectuelle et l'équité dans l'accès aux produits et aux technologies.

3) L'idée que l'OMS coordonne et gouverne les multiples acteurs de la santé mondiale.

Maintenir le « statu quo », c'est-à-dire répondre ou agir (acteurs multilatéraux ou nationaux) comme nous l'avons fait lors de l'épidémie de la COVID-19, conduirait à l'avenir, en cas de nouvelle pandémie, à un nouvel échec de la solidarité mondiale, à un apartheid (comme l'a qualifié le Directeur général de l'OMS lui-même lors de la COVID-19) dans l'accès aux vaccins, aux diagnostics et aux traitements, et à l'érosion progressive du multilatéralisme en tant que forme de gouvernance mondiale en matière de santé.

### La santé mondiale entre les mains du secteur privé ?

Le scénario qui favorise l'entrée systématique du secteur privé dans le financement et la gestion de la santé soulève de sérieuses questions sur la manière de garantir l'équité et la couverture universelle dans les pays en développement.

Si l'implication du secteur privé dans la gestion du changement climatique est évidente, ou dans des technologies propres et en même temps plus rentables, qui peuvent bien entendu être trouvées, nous pouvons nous demander comment le secteur privé peut gérer l'inégalité dans l'accès à la santé. Par exemple, des technologies pharmaceutiques plus respectueuses de l'environnement pourraient être trouvées, mais si elles sont plus chères, elles ne seront accessibles qu'à un petit nombre.

L 'implication croissante du G7 dans l'encouragement du secteur privé dans la gouvernance de la santé mondiale produit un déséquilibre et des inégalités particulièrement problématiques.

## Solutions régionales

Compte tenu de l'interdépendance des technologies de la santé et des produits pharmaceutiques, aucun pays n'est aujourd'hui totalement indépendant dans le domaine de la santé, comme l'a démontré le projet COVID-19.

Face à l'incapacité du système multilatéral à adopter des solutions globales, les initiatives et solutions régionales pourraient constituer une issue. Celles-ci pourraient inclure la fabrication régionale de vaccins et de fournitures médicales, la création d'agences régionales des médicaments avec des normes sanitaires qui promeuvent la santé et la production régionales (l'Agence des médicaments d'Amérique latine et des Caraïbes -AMLAC-, proposée par certains pays d'Amérique latine, ou l'Agence africaine des médicaments, en cours de création), ainsi qu'une approche régionale des normes de propriété intellectuelle, l'utilisation des flexibilités de l'Accord sur les aspects des droits de propriété intellectuelle qui touchent au commerce (ADPIC), la coopération et le renforcement de la coopération sud-sud.

Cette nouvelle dynamique régionale pourrait, dans le même temps, permettre de revenir à des relations multilatérales plus équitables, dans l'intérêt et le bien-être de tous.

# CHAPITRE 2 :

## D'où vient et où va le financement mondial de la santé

### Introduction

Nous sommes nombreux à penser, comme Mariana Mazzucato le mentionne dans un livre lors de la pandémie de COVID-19 en 2020, que c'est l'occasion d'utiliser cette crise « pour comprendre comment faire du capitalisme différemment. Cela signifie qu'il faut repenser le rôle des gouvernements : au lieu de se contenter de corriger les défaillances du marché lorsqu'elles surviennent, ils devraient s'employer activement à façonner et à créer des marchés qui génèrent une croissance durable et inclusive. Ils devraient également veiller à ce que les partenariats avec des entreprises financées par des fonds publics soient motivés par l'intérêt public, et non par le profit ».[1]

L'optimisme de Mazzucato est tempéré par son analyse selon laquelle « le rôle prépondérant des entreprises dans la vie publique a également conduit à une perte de confiance dans ce que le gouvernement seul peut accomplir. Cela a donné lieu à de nombreux partenariats public-privé

---

[1] Mariana Mazzucato, *No desaprovechemos esta crisis. Lecciones de la COVID-19*, (ED. Galaxia Gutemberg, Barcelona, 2022).

problématiques, qui donnent la priorité aux intérêts des entreprises plutôt qu'à ceux du public. Par exemple, il est bien connu que les partenariats public-privé dans le domaine de la recherche et du développement favorisent souvent les "superproductions" au détriment de médicaments moins attrayants sur le plan commercial mais très importants pour la santé publique, tels que les antibiotiques et les vaccins... ».[2]

Malheureusement, la gestion de COVID-19 en 2021 et 2022 a confirmé que les inquiétudes de Mazzucato étaient fondées, malgré son avertissement : « Un financement public important de l'innovation en matière de santé exige que les gouvernements soient aux commandes pour s'assurer que les prix sont équitables, que les brevets ne font pas l'objet d'abus, que l'approvisionnement en médicaments est garanti et que les bénéfices sont réinvestis dans l'innovation plutôt que détournés au profit des actionnaires ».[3] Aujourd'hui, nous savons que les prix n'étaient ni transparents ni équitables, que l'approvisionnement en vaccins était inéquitable, que l'exemption en matière de propriété intellectuelle demandée par les pays en développement à l'Organisation mondiale du commerce (OMC) est arrivée trop tard et n'a pas été à la hauteur du problème. Nous ne savons pas non plus si les entreprises qui ont reçu d'importantes subventions publiques[4], et réalisé d'énormes bénéfices[5], réinvestissent dans l'innovation.

---

[2] Mariana Mazzucato *op. cit.*

[3] Mariana Mazzucato *op. cit.*

[4] Voir Katiuska King Mantilla et César Carranza Barona, *COVID-19 Vaccines as Global Public Goods : Between Life and Profit*, Research Paper No. 154 (Genève, South Centre, 9 mai 2022). Disponible à l'adresse https://www.southcentre.int/research-paper-154-9-may-2022/.

[5] Selon les données financières du deuxième trimestre récemment publiées par les entreprises elles-mêmes, on estime que " Moderna a facturé plus de 6 milliards de dollars de revenus jusqu'à présent, dont 4,3 milliards de

En 2020 déjà, certains affirmaient que « pour être efficace, la réponse à la crise économique et sanitaire actuelle doit être guidée par les valeurs de solidarité internationale, de multilatéralisme et d'égalité ». [6] Ce que nous savons aujourd'hui, c'est que cela n'a pas été le cas.

Mais le financement public important des producteurs de vaccins n'est qu'un exemple de la « générosité » dont peuvent faire preuve certains États à un moment donné. Nous voulons dans ce chapitre aller plus loin et examiner d'où vient et où va l'argent que les pays développés consacrent à la santé mondiale.

Nous verrons comment, malgré le fait que lors de crises majeures (VIH/SIDA, Ebola, COVID-19), le discours de renforcement de l'OMS prévaut, dans la pratique l'argent va à d'autres institutions ou de nouvelles institutions ou mécanismes sont même créés pour gérer la crise sanitaire du moment. Nous analyserons également ce que représente l'aide publique au développement et comment elle est utilisée dans le domaine de la santé.

## Contexte

En avril 1945, lors de la Conférence pour la création de l'Organisation des Nations Unies (ONU) à San Francisco, des

---

dollars de bénéfices nets, soit une marge de 69 % sur la commercialisation des vaccins. Moderna prévoit d'atteindre des ventes totales de vaccins de 20 milliards de dollars d'ici la fin de 2021" (OXFAM, "Despite Big Pharma's profits from COVID-19 vaccines, the taxes they pay are low" 15.09.21 https://www.oxfamintermon.org/es/nota-de-prensa/beneficios-grandes-farmac%C3%A9uticas-vacuna-covid19-pagan-bajos-impuestos).

[6] Muhammad Zaheer Abbas, *Practical Implications of Vaccine Nationalism : A Short-Sighted and Risky Approach in Response to COVID-19*, document de recherche n° 124 (Genève, South Centre, novembre 2020). Disponible à l'adresse https://www.southcentre.int/research-paper-124-november-2020/.

représentants du Brésil et de la Chine ont proposé la création d'une organisation internationale de la santé et la convocation d'une conférence pour en rédiger la constitution. Un comité technique préparatoire s'est réuni à Paris du 18 mars au 5 avril 1946 et a rédigé des propositions de constitution en réponse à cette initiative. La Conférence sur la santé internationale, qui s'est tenue à New York du 19 juin au 22 juillet 1946, a rédigé et adopté la Constitution de l'Organisation mondiale de la Santé, qui a été signée le 22 juillet 1946 par les représentants de 51 membres des Nations Unies et de 10 autres nations.

La Constitution est entrée en vigueur le 7 avril 1948, lorsque 26 des 61 gouvernements qui l'avaient signée l'ont ratifiée[7].

Comme le souligne Nirmalya Syam, les objectifs de la Constitution de l'OMS étaient très progressistes et jetaient les bases d'un traitement des problèmes de santé publique d'un point de vue socio-économique et de développement afin de renforcer les systèmes de santé dans les pays qui en étaient dépourvus ; elle reconnaissait explicitement le développement inégal de la santé publique[8]. Toutefois, comme l'explique Syam dans son article, depuis les années 1980, ce rôle de l'OMS est de plus en plus compromis par l'émergence de nouvelles institutions et de nouveaux mécanismes de financement dans le domaine de la santé mondiale.

[7] Histoire de l'OMS, https://www.who.int/about/history.

[8] Nirmalya Syam, *Diriger et coordonner la santé mondiale : renforcer l'Organisation mondiale de la Santé*, document de recherche n° 174 (Genève, South Centre, 13 février 2023). Disponible à l'adresse https://www.southcentre.int/research-paper-174-13-february-2023/.

## Modèle de financement original de l'OMS (1948-1998)

Le modèle de financement initial de l'OMS reposait sur les contributions des pays membres. Il s'agit des « cotisations que les pays versent pour devenir membres de l'Organisation. Le montant à payer par chaque État membre est calculé en fonction de la richesse et de la population du pays ».[9]

Le barème des contributions ordinaires que chacun des 196 membres et membres associés doit verser annuellement à l'OMS est calculé par les Nations Unies[10], principalement en fonction du PIB du pays et du nombre d'habitants. L'Assemblée mondiale de la santé approuve le budget tous les deux ans sur la base des quotes-parts.

Les contributions régulières mises en recouvrement constituent une source de financement essentielle pour l'Organisation, car elles assurent un financement prévisible, contribuent à minimiser la dépendance à l'égard des donateurs et permettent d'aligner les ressources sur le budget du programme.

Au départ, depuis sa création en 1948, l'OMS s'est appuyée sur les contributions régulières de ses États membres pour financer son budget ordinaire. Un budget basé principalement sur les contributions régulières des États membres permettait en principe de fixer les priorités de manière indépendante et démocratique, avec la participation des États membres.

Toutefois, les contributions ordinaires ont considérablement diminué en pourcentage du budget global

---

[9] OMS, "How WHO is financed", disponible sur https://www.who.int/es/about/funding.

[10] Cela s'explique par le fait que l'OMS est une agence spécialisée des Nations unies.

du programme au cours des 30 dernières années et ne représentent plus que 16 % du financement de l'Organisation[11].

À la fin des années 1980 (sous l'administration de H. Nakajima, de 1988 à 1998), l'Assemblée mondiale de la santé de l'OMS[12 13], à l'initiative des États-Unis et d'autres pays industrialisés, a convenu d'une politique de « croissance réelle zéro » du budget récurrent. Cette politique est restée en place pendant plusieurs décennies, jusqu'à l'Assemblée mondiale de la santé de 2022. L'Organisation a donc été contrainte de compter de plus en plus sur la collecte de contributions volontaires supplémentaires, connues sous le nom de « fonds extrabudgétaires » (FEB). Entre 1998 et 2003 (sous l'administration de Gro Harlem Brundtland), la valeur réelle des fonds extrabudgétaires a dépassé le budget ordinaire, ce qui ne s'était jamais produit auparavant. Tous les programmes de l'OMS, à l'exception de l'Assemblée et du Conseil exécutif, ont reçu des fonds extrabudgétaires[14].

L'article 57 de la Constitution de l'OMS de 1948 stipule que « L'Assemblée de la Santé, ou le Conseil agissant en son nom et pour son compte, peut accepter et administrer les dons

---

[11] OMS, A healthy return, Investment case for a sustainably financed WHO,
https://www.who.int/about/funding/invest-in-who/investment-case-2.0.

[12] Mathilde Krim, "Jonathan Mann 1947-1998", *Nature Medicine*, vol. 4 (octobre 1998), p. 1101. DOI https://doi.org/10.1038/2592.

[13] Voir également Michael Merson et Stephen Inrig, "End of the Global Programme on AIDS and the Launch of UNAIDS", dans The AIDS Pandemic : Searching for a Global Response (Springer, 2018). Disponible à l'adresse https://doi.org/10.1007/978-3-319-47133-4_16.

[14] J P Vaughan, S Mogedal, S Kruse, K Lee, G Walt, K de Wilde, "Financing the World Health Organisation : global importance of extrabudgetary funds", *Health Policy* 1996 Mar;35(3):229-45. doi : 10.1016/0168-8510 (95) 00786-5.
https://pubmed.ncbi.nlm.nih.gov/10157400/.

et legs faits à l'Organisation, sous réserve que les conditions dont ils sont assortis soient acceptables pour l'Assemblée de la Santé ou le Conseil et compatibles avec le but et la politique de l'Organisation ».[15] Cet article très général ne précise pas la source des dons et n'en limite pas le montant. Cela a permis à l'Organisation de se retrouver aujourd'hui avec le déséquilibre budgétaire que nous venons d'évoquer (les contributions publiques régulières de l'Organisation ne représentent que 16 % du total). Peut-on encore parler d'une agence internationale publique pour la gestion de la santé mondiale ?

Étant donné que l'article 57 ne fixe aucune limite au montant qu'un donateur individuel peut verser, il existe un risque qu'une entité, même philanthropique, se retrouve comme principal donateur de l'Organisation. C'est le cas de la Fondation Bill & Melinda Gates, qui est actuellement le deuxième contributeur au budget de l'Organisation.

## Financement des bureaux régionaux de l'OMS

Les six bureaux régionaux de l'OMS – situés à Brazzaville, au Caire, à Copenhague, à Manille, à New Delhi et à Washington – reçoivent une part du budget global de l'OMS à chaque exercice biennal, selon des paramètres qui sont régulièrement revus.

### Le cas unique du bureau régional pour les Amériques : un financement mixte

Le bureau régional de l'OMS pour les Amériques (l'Organisation panaméricaine de la santé – OPS) a un statut particulier et, en un sens, problématique. Ce bureau régional a été intégré à l'OPS qui, créée en 1902, existait déjà en tant

[15] Article 57 de la Constitution de l'OMS.

qu'organisation régionale au moment de la création de l'OMS en 1948.

Le budget de ce bureau régional pour les Amériques provient de deux sources : les fonds transférés du siège de l'OMS à Genève et les contributions de chaque pays de la région. Les pays des Amériques doivent donc verser une double contribution, l'une à l'OMS à Genève et l'autre directement à l'OPS à Washington.

On peut se demander pourquoi les pays de la région des Amériques paient une double contribution financière. On peut également se demander dans quelle mesure le poids de la contribution américaine à l'OPS influence la mise en œuvre dans la région des recommandations et des mesures décidées par l'ensemble des pays membres à Genève.

## Le pacte mondial de Kofi Annan aux Nations Unies

Dans le système des Nations Unies, les partenariats public-privé (PPP) ont vu le jour à la fin des années 1990 avec la réforme du système des Nations Unies lancée par le secrétaire général Kofi Annan. En réponse à la résolution 55/215 « Vers un partenariat mondial »[16], l'Assemblée générale des Nations Unies a demandé au Secrétaire général de « solliciter l'avis de tous les États membres sur les moyens de renforcer la coopération entre les Nations Unies et tous les partenaires concernés, en particulier le secteur privé, sur la manière d'accroître la coopération avec les Nations Unies ». L'introduction du rapport du Secrétaire général indique qu'« au cours de la dernière décennie (...) le nombre d'acteurs non étatiques interagissant avec l'ONU a augmenté (...), par

[16] Assemblée générale des Nations unies, 55e session, point 173 de l'ordre du jour, A/RES/55/215, 6 mars 2001.

exemple par le biais de consultations au sein des organes directeurs, de contrats d'approvisionnement et d'activités philanthropiques de collecte de fonds ».[17] Il rappelle en outre que « le nombre, la diversité et l'influence des acteurs non étatiques se sont considérablement accrus au cours des dix dernières années » et conclut que « des efforts particuliers sont nécessaires pour faire en sorte que la coopération avec les milieux d'affaires et les autres acteurs non étatiques reflète de manière adéquate la composition de l'Organisation et accorde une attention particulière aux besoins et aux priorités des pays en développement ».[18]

L'objectif du Pacte mondial est d'amener les entreprises du secteur privé à aligner leurs opérations et leurs stratégies sur des principes universellement acceptés dans les domaines des droits de l'homme, du travail, de l'environnement et de la lutte contre la corruption : « Le Pacte mondial invite les entreprises à adopter des principes universels et à s'associer aux Nations Unies. Il est devenu une plate-forme essentielle permettant aux Nations Unies de s'engager efficacement auprès des entreprises mondiales éclairées ».[19,20] Le Pacte mondial invite

---

[17] Assemblée générale des Nations unies, 55e session, point 50 de l'ordre du jour provisoire : Coopération entre les Nations unies et tous les partenaires concernés, en particulier le secteur privé, rapport du secrétaire général, 28 août 2001.

[18] Richter, J., "Public-private Partnerships for health : A trend with no alternatives ?", Development (2004) 47 (2) 43-48. doi:10.1057/palgrave.development.1100043.

[19] Secrétaire général des Nations unies, Ban Ki-moon, www.unglobalcompact.org.

[20] Le Pacte mondial des Nations unies implique les principales agences des Nations unies suivantes :
Haut-Commissariat des Nations Unies aux droits de l'homme (HCDH)
Programme des Nations unies pour l'environnement
Organisation internationale du travail
Programme des Nations unies pour le développement
Organisation des Nations unies pour le développement industriel

les entreprises à adopter, soutenir et promulguer, dans leur sphère d'influence, dix principes dans les domaines des droits de l'homme, des normes du travail, de l'environnement et de la lutte contre la corruption (voir encadré 1).

**Encadré 1**

Principes de l'initiative du Pacte mondial des Nations Unies[21]

**Droits de l'homme**
- Principe 1 : Les entreprises sont invitées à promouvoir et à respecter la protection des droits de l'homme internationalement reconnus ; et
- Principe 2 : veiller à ce qu'ils ne soient pas complices de violations des droits de l'homme.

**Travail**
- Principe 3 : Les entreprises sont invitées à respecter la liberté d'association et à reconnaître effectivement le droit de négociation collective ;
- Principe 4 : l'élimination de toutes les formes de travail forcé et obligatoire ;
- Principe 5 : l'abolition effective du travail des enfants ; et
- Principe 6 : l'élimination de la discrimination en matière d'emploi et de profession.

**Environnement**
- Principe 7 : Les entreprises sont invitées à adopter une approche prudente face aux défis environnementaux ;
- Principe 8 : prendre des initiatives pour promouvoir une plus grande responsabilité environnementale ; et

---

Office des Nations unies contre la drogue et le crime
ONU-Femmes : Entité des Nations unies pour l'égalité des sexes et l'autonomisation des femmes
Voir : http://www.unglobalcompact.org/AboutTheGC/.
[21] http://www.unglobalcompact.org/AboutTheGC/TheTenPrinciples/index.html.

- Principe 9 : Encourager le développement et la diffusion de technologies respectueuses de l'environnement.

**Lutte contre la corruption**

- Principe 10 : Les entreprises sont invitées à lutter contre la corruption sous toutes ses formes, y compris l'extorsion de fonds et les pots-de-vin.

Pendant le mandat de Margaret Chan en tant que directrice générale de l'OMS (2007-2017), la question du rôle des acteurs non étatiques est longuement débattue au cours de la réforme ratée tentée par cette administration. Si certaines choses sont réalisées dans la réforme, la question du rôle des acteurs privés n'est pas clairement définie.

L'OMS ne participe pas au Pacte mondial des Nations Unies. Étant l'une des agences de l'ONU ayant le plus grand nombre de PPP, il est paradoxal qu'elle ne fasse pas partie des agences ayant adhéré au Pacte mondial. Il est également paradoxal qu'aucun des dix principes sur lesquels reposent les « valeurs fondamentales » de l'initiative ne fasse référence à la santé publique ou au droit d'accès aux soins de santé.

## Privatisation progressive de l'OMS : arrivée de fonds privés, philanthropiques et publics volontaires en dehors du budget ordinaire

Jusqu'en 1998, l'Organisation mondiale de la Santé (OMS) est restée relativement peu influencée par le secteur privé. Les États membres ont insisté pour que le budget public ordinaire représente au moins 50 % du budget de l'organisation et que tous les programmes normatifs soient entièrement financés par le budget ordinaire à partir des contributions des États membres[22].

Dans le contexte de l'OMS, le programme spécial de recherche et de formation sur les maladies tropicales (TDR) peut être considéré comme un précurseur des PDP. Le TDR a été créé par l'OMS en 1975, avec le soutien du Fonds des Nations Unies pour l'enfance (UNICEF), du Programme des Nations Unies pour le développement (PNUD) et de la Banque mondiale. Son objectif était de promouvoir et d'intensifier la recherche sur les maladies tropicales, en tenant compte du fait que ces activités devaient être menées principalement dans les pays d'endémie, de définir des priorités de recherche, de développer la coopération avec les institutions nationales et d'autres organisations gouvernementales et non gouvernementales pour coordonner la recherche dans ce domaine, et de mobiliser des ressources extrabudgétaires pour développer ces objectifs[23]. Le TDR a été créé principalement sous la forme d'un partenariat entre les donateurs publics, les co-sponsors et les gouvernements des pays endémiques représentés au sein d'une structure indépendante de type conseil. Ses priorités de recherche ont été définies par un comité scientifique d'experts qui a supervisé la sélection des projets de recherche à financer et a évalué les progrès de divers groupes de travail scientifiques et du personnel technique, avec une représentation des pays endémiques[24].

---

[22] G. Velásquez, *Public-Private Partnerships in Global Health. Putting Business Before Health?* Document de recherche n° 49 (Genève, South Centre, janvier 2014).

[23] WHA 27.52. En mai 1974, l'AMS a adopté la résolution WHA 27.52, un bref document appelant à l'intensification de la recherche sur les maladies tropicales.

[24] Voir le programme spécial de recherche et de formation sur les maladies tropicales de l'UNICEF, du PNUD, de la Banque mondiale et de l'OMS,

Certaines des pratiques du TDR au cours des années 1970 et 1980 ont créé un précédent que les PDP allaient suivre plus tard ; par exemple, le TDR a créé un réseau international de centres universitaires pour tester les produits des sociétés pharmaceutiques quant à leur utilité contre les maladies tropicales. Le TDR a certainement été un précurseur des PDP, et peut-être le début des problèmes que nous connaissons aujourd'hui.

Dans son premier discours à l'Assemblée mondiale de la santé (AMS), le Directeur général Brundtland a déclaré que pour remplir le mandat qui lui avait été confié : « Nous devons tendre la main au secteur privé (...) Le secteur privé a un rôle important à jouer à la fois dans le développement des technologies et dans la fourniture des services. Nous avons besoin de relations ouvertes et constructives avec le secteur privé (...). J'invite l'industrie à s'engager dans un dialogue sur les questions clés auxquelles nous sommes confrontés ».[25]

Le manque de crédibilité de l'OMS au cours des dernières années de l'administration du Directeur général Nakajima et les problèmes financiers de l'organisation dus au refus des pays développés d'augmenter son budget ordinaire ont conduit l'administration Brundtland à rechercher l'aide du secteur privé pour résoudre ces deux problèmes. Elle a notamment fait entrer à l'OMS des personnes de haut niveau qui avaient travaillé pour des sociétés pharmaceutiques transnationales[26].

---

*Making a Difference - 30 Years of Research and Capacity Building in Tropical Diseases* (2007).

[25] Gro Harlem Brundtland, discours à la cinquante et unième Assemblée mondiale de la santé, doc. A51/DIV/6, 13 mai 1998, pp. 4-5.

[26] C'est le cas de Michael Scholtz, ancien directeur marketing de Smithkline Beecham Biologicals, nommé par Brundtland assistant du directeur général -ADG- pour les médicaments.

L'invitation de Brundtland au secteur privé a été fortement influencée par ce que Buse et Walt ont appelé « la désillusion croissante à l'égard de l'ONU et de ses agences. Les inquiétudes concernant l'efficacité de l'ONU, y compris les preuves croissantes de chevauchement des mandats et de concurrence entre les agences, ont conduit directement à l'établissement de partenariats pour traiter des questions spécifiques et limitées ».[27]

Au cours des cinq années de l'administration Brundtland à l'OMS, les PPP et les partenariats pour le développement de produits (PDP) se sont multipliés dans de nombreux domaines d'activité de l'OMS et dans d'autres initiatives de santé publique au niveau international. Les partenariats liés principalement à l'innovation et à l'accès aux médicaments ont créé leurs propres « organes consultatifs » qui, dans certains cas, peuvent ne pas être conformes aux organes directeurs de l'OMS - le Conseil exécutif et l'Assemblée mondiale de la santé.

L'appel de Brundtland au secteur privé a été très « productif » : à son arrivée, le budget du programme de l'OMS pour 1998-1999 était de 1,8 milliard de dollars et en 2003, à la fin de son mandat, le budget du programme de l'OMS est passé à 2,8 milliards de dollars, tous provenant de contributions volontaires (publiques et privées). Cette tendance s'est poursuivie et accrue au cours des administrations successives de l'OMS[28].

L'OMS dispose d'un certain nombre de PPP, en particulier, mais pas uniquement, dans le domaine des

[27] Buse, K. & Walt, G. (2000). Partenariats publics-privés mondiaux : Partie I - Un nouveau développement dans le domaine de la santé ? *Bulletin de l'Organisation mondiale de la Santé,* 78 (4), 549-561. Organisation mondiale de la Santé.
[28] Buse & Walt *op. cit.*

médicaments pour des maladies telles que le trachome (Pfizer), la filariose lymphatique (Smith Kline Beecham), la maladie du sommeil (Hoechst Hoest), l'onchocercose (Merck), pour n'en citer que quelques-unes[29].

## Aide publique au développement (APD) pour la santé

Au cours de la dernière année pour laquelle des données sont disponibles (2018), les ressources financières pour la santé dans les pays bénéficiaires de l'APD représentaient 1,5 % du total des ressources financières pour la santé disponibles dans les pays en développement[30]. En d'autres termes, 98,5 % de ces dépenses sont financées par des ressources nationales dans ces pays[31].

L'aide sanitaire aux pays en développement rapportée par l'Organisation de coopération et de développement économiques (OCDE) comprend, outre les agences de coopération bilatérale classiques, l'Agence des États-Unis pour le développement international (USAID), l'agence britannique (DFID), l'agence suédoise (SIDA), l'agence allemande (GIZ), les fonds destinés au Fonds mondial, à l'Alliance mondiale pour les vaccins (GAVI) et à l'Association internationale de développement (IDA).

---

29 HARVARD SERIES ON POPULATION AND INTERNATIONAL HEALTH, Harvard Center for Population and Development Studies, 9 Bow Street Cambridge, Massachusetts 02138 USA Avril 2002. Distribué par Harvard University Press, *Public-Private Partnerships for Public Health*, édité par Michael R. Reich, https://cdn1.sph.harvard.edu/wp-content/uploads/sites/480/2012/09/Partnerships_book.pdf.

30 OCDE, "Aid spent on health : ODA data on donors, sectors, recipients", Factsheet, 24 juillet 2020, https://devinit.org/resources/aid-spent-health-oda-data-donors-sectors-recipients/.

31 OCDE, *op. cit.*

Selon les données de l'OCDE[32],

1) L'aide internationale ne représente que 1,5 % de l'ensemble des dépenses de santé des pays en développement.

2) La moitié de l'aide internationale à la santé est consacrée à l'achat de médicaments[33] auprès d'industries situées principalement dans les pays donateurs

L'APD au secteur de la santé a atteint un sommet en 2017 avec 24,4 milliards de dollars US, mais a chuté de 9 % à 22,2 milliards de dollars US en 2018.

Les trois principaux donateurs, les États-Unis, le Fonds mondial et le Royaume-Uni, ont représenté 60 % de l'aide à la santé en 2018, tandis que les 15 principaux donateurs ont représenté 90 % de l'aide totale.

Plus de la moitié de l'aide des pays développés est consacrée au VIH/sida, au paludisme et à la tuberculose, et plus de la moitié de l'aide à la santé est allée à l'Afrique subsaharienne en 2018. L'aide à la santé a diminué pour plusieurs des plus grands donateurs entre 2017 et 2018.

Un rapport publié par la Banque mondiale et l'OMS[34] avant la pandémie de COVID-19 soulignait déjà que la moitié du monde n'a pas accès aux services de santé essentiels, que 100 millions de personnes tombent dans l'extrême pauvreté à cause des coûts de la santé et qu'un grand nombre de ménages

---

[32] OCED, *op. cit.*

[33] OCDE, *op. cit.*

[34] Banque mondiale et OMS : "La moitié du monde n'a pas accès aux services de santé essentiels, 100 millions de personnes basculent encore dans l'extrême pauvreté à cause des dépenses de santé", décembre 2017. Disponible sur https://www.who.int/news/item/13-12-2017-world-bank-and-who-half-the-world-lacks-access-to-essential-health-services-100-million-still-pushed-into-extreme-poverty-because-of-health-expenses.

tombent dans la pauvreté parce qu'ils doivent payer les soins de santé de leur poche.

Le rapport indique clairement que les efforts de financement de la santé doivent être intensifiés de toute urgence, tout en notant que plusieurs grands donateurs dans le domaine de la santé, notamment le Fonds mondial, le plan d'urgence du président des États-Unis pour la lutte contre le sida (PEPFAR – « the U.S. President's Emergency Plan for AIDS Relief ») et l'Alliance GAVI, transfèrent la responsabilité du financement et de la mise en œuvre des programmes aux gouvernements nationaux des pays en développement[35].

Pour que l'aide limitée que reçoivent les pays en développement soit efficace, il convient de veiller à ce que les prix des médicaments fournis soient raisonnablement en rapport avec les coûts de leur développement et de leur production. La vaccination de masse pour le COVID-19 et l'échec du COVAX ont conduit de nombreux pays en développement à dépenser des sommes astronomiques[36] pour acheter des vaccins directement auprès de sociétés pharmaceutiques. Les analyses des coûts de production des principaux vaccins à ARNm produits par Pfizer/BioNTech et Moderna – qui ont été développés grâce à un financement public de 8,3 milliards de dollars – suggèrent que ces vaccins pourraient être fabriqués pour seulement 1,20 dollar par dose. Or, COVAX a coûté en moyenne cinq fois plus cher. Par

---

[35] McDonough, A., Rodriguez, D.C., "How donors support civil society as government accountability advocates : a review of strategies and implications for transition of donor funding in global health", *Global Health* 16, 110 (2020). https://doi.org/10.1186/s12992-020-00628-6.

[36] Selon OXFAM, Moderna et Pfizer/BioNTech surfacturent les gouvernements à hauteur de 41 milliards de dollars.
https://www.oxfamintermon.org/es/nota-de-prensa/monopolio-vacunas-multiplica-menos-cinco-coste-vacuna-covid19.

ailleurs, COVAX n'a pas réussi à obtenir suffisamment de doses et à la vitesse requise, parce que les pays riches ont accaparé les vaccins en payant des prix excessifs[37]. Nous devrions nous demander s'il est raisonnable d'utiliser l'aide au développement en achetant des produits cinq fois plus chers.

## La création d'agences parallèles dans le domaine de la santé

Depuis 1996, les États membres de l'OMS ont discuté et élaboré diverses initiatives qui ont conduit à la création d'agences sanitaires indépendantes en dehors du cadre de l'OMS. Cette politique a conduit à l'affaiblissement de l'OMS en tant qu'agence de santé mondiale[38].

### ONUSIDA 1996

Deux approches se sont opposées dans la gestion de la pandémie de SIDA : une approche large incluant les aspects sociaux, économiques et les droits de l'homme, défendue par Jonathan Mann, directeur du Programme mondial sur le SIDA (GPA – « Global Programme on AIDS »), et une approche biomédicale, défendue par Hiroshi Nakajima, Directeur général de l'OMS. Ceci a conduit à la décision de Mann de

---

[37] OXFAM, "Vaccine monopolies make cost of vaccinating world against COVID at least 5 times more expensive than it could be", https://www.oxfam.org/en/press-releases/vaccine-monopolies-make-cost-vaccinating-world-against-covid-least-5-times-more.

[38] Voir Velásquez G., *Vaccines, Medicines and COVID-19 How can be Given WHO a Stronger Voice* ? SpringerBriefs in Public Health, (Springer & South Centre, 2022, Open Access) https://doi.org/10.1007/978-3-030-89125-1_1.

démissionner de son poste en 1994[39]. La nomination rapide de l'Américain Michael Merson à la place de Jonathan Mann n'a pas suffi à apaiser la méfiance des donateurs du GPA à l'égard de la gestion des fonds par l'OMS et, en 1996, les donateurs ont retiré de l'OMS le programme qui disposait des ressources financières les plus importantes à l'époque et qui s'attaquait au plus grand problème de santé du moment.

Après deux ans de discussions et de débats, l'ONUSIDA a été fondé en 1994-1995 sous la direction de Peter Piot[40].

Ce précédent pourrait être utilisé pour justifier aujourd'hui la nécessité de créer une agence distincte de l'OMS pour prévenir et préparer les futures pandémies. Déjà, dans certaines discussions sur le traité sur les pandémies, certains affirment qu'il devrait être négocié en dehors de l'OMS[41]. Ce serait toutefois une mauvaise approche, car il faut plutôt renforcer l'OMS en tant qu'agence mondiale de santé publique[42].

---

[39] Merson M. et Inrig S., "The Resignation of Jonathan Mann", in *The AIDS Pandemic*. Springer, Cham, 2017. https://doi.org/10.1007/978-3-319-47133-4_7.

[40] Velásquez G., *The World Health Organization Reforms in the Time of COVID-19*, Research Paper No. 121 (Genève, South Centre, novembre 2020) Disponible sur https://www.southcentre.int/wp-content/uploads/2020/11/RP-121-rev2.pdf.

[41] Moon, S. et Kickbusch, I., "A pandemic treaty for a fragmented global polity", *Lancet* Public Health, juin 2021, HTTPS://WWW.SCIENCEDIRECT.COM/SCIENCE/ARTICLE/PII/S2468266721001031.

[42] Velásquez, op. cit.

## Du programme élargi de vaccination (PEV) au partenariat GAVI

Le programme élargi de vaccination (PEV) a été créé par l'OMS en 1974 pour développer et étendre les programmes de vaccination dans le monde entier[43].

Dix ans plus tard, en 1984, l'OMS a établi un calendrier de vaccination standardisé pour les vaccins originaux du PEV : bacille de Calmette-Guérin (BCG), diphtérie-tétanos-coqueluche (DTC), poliomyélite orale et rougeole. L'hépatite B (Hep B), la fièvre jaune dans les pays où la maladie est endémique et le vaccin conjugué contre la méningite à *Haemophilus influenzae* (Hib) dans les pays où la charge de morbidité est élevée[44].

À la fin des années 1990, tous les pays membres de l'OMS disposaient d'un programme national de vaccination, avec une liste de vaccins obligatoires basée sur les recommandations de l'OMS. Les gouvernements des pays en développement, avec le soutien actif de l'UNICEF, ont réalisé des progrès significatifs : « En 1990, 108 pays (43 % de tous les enfants) avaient des niveaux de couverture par le DTC3 supérieurs à 80 %, et moins de 10 % des enfants vivaient dans des pays où la couverture était inférieure à 50 % ».[45] Le PEV a sans aucun doute été l'un des programmes les plus réussis de l'OMS en partenariat avec l'UNICEF.

---

[43] K Keja, C Chan, G Hayden, R H Henderson, "Expanded programme on immunization", World Health Stat Q, 1988;41(2):59-63. https://pubmed.ncbi.nlm.nih.gov/3176515/.

[44] Jamison D, Breman J, Measham A, Alleyne G, Claeson M, Evans D, Jha P, Mills A, Musgrove P., *Disease Control Priorities in Developing Countries*, Second Edition. 2006, The World Bank Group, (New York, Oxford University Press, 2006).

[45] Anthony Burton et al, "WHO and UNICEF estimates of national infant immunization coverage : methods and processes".

Au début de l'administration Brundtland, qui, comme on l'a dit dès son installation, a appelé à l'implication du secteur privé dans les programmes de santé, Tore Godal, directeur du TDR à l'OMS[46], a retiré le programme de vaccination de l'OMS et a été nommé directeur d'une nouvelle alliance appelée « GAVI ». Pourquoi un programme qui fonctionnait bien avec le soutien d'une autre agence des Nations Unies et sous la supervision de membres de l'OMS est-il retiré de l'OMS ?

GAVI a été créée sous la forme d'un partenariat public-privé impliquant un certain nombre de gouvernements, l'UNICEF, l'OMS, la Banque mondiale, la Fondation Bill & Melinda Gates, l'industrie des vaccins, des institutions de santé publique et des organisations non gouvernementales. Lancée avec une subvention initiale de la Fondation Bill & Melinda Gates, GAVI a été financée par neuf gouvernements et d'autres contributeurs privés. Ses engagements totaux en 2003 s'élevaient à 1 milliard de dollars américains[47], une somme supérieure à l'ensemble du budget ordinaire de l'OMS à l'époque[48]. Le budget de GAVI pour la période 2021-2025 s'élève actuellement à 21,2 milliards de dollars US[49].

---

[46] Tore Godal, un Norvégien, a été l'un des protagonistes qui ont convaincu l'ancien Premier ministre norvégien Brundtland de se présenter à l'OMS. Après l'élection, Tore Godal impose son épouse australienne, Anne Kern, comme assistante du directeur général et il réussit à obtenir du PEI la création du partenariat public-privé qui a été appelé l'alliance GAVI.

[47] OCHA Services, "Over 1 Billion Committed to Immunize World's Poorest Children" (Plus d'un milliard de dollars engagés pour vacciner les enfants les plus pauvres du monde).
Https://Reliefweb.Int/Report/Angola/Over-1-Billion-Committed-Immunize-Ws-Poorest-Children

[48] Le budget ordinaire de l'OMS pour l'exercice 2002-2003 s'élevait à 846,6 millions de dollars.

[49] GAVI, https://www.gavi.org/investing-gavi/funding/current-period-2021-2025.

## Le Fonds mondial de lutte contre le sida, la tuberculose et le paludisme

Le Fonds mondial est un partenariat public-privé qui vise à mobiliser et à fournir des financements pour les trois maladies mentionnées dans son titre. Créé en 2002, le Fonds fait partie d'une « nouvelle génération » d'acteurs de la santé mondiale, combinant l'expertise d'agences bilatérales et multilatérales avec celle du secteur privé et de la société civile[50].

Au cours des deux premières années de son mandat, Mme Brundtland a tenté de convaincre les pays développés d'autoriser une augmentation du budget ordinaire, soumis à la règle de la croissance zéro depuis la fin des années 1980. N'ayant pas réussi à obtenir une augmentation du budget ordinaire, l'administration Brundtland a exploré des idées et des mécanismes permettant de collecter des fonds supplémentaires pour l'Organisation. C'est ainsi qu'est née l'idée de créer un grand fonds mondial alimenté par les contributions volontaires d'un certain nombre de pays industrialisés. À l'origine, il ne s'agissait pas d'un fonds distinct pour l'OMS, mais d'un mécanisme interne destiné à renforcer le budget propre de l'OMS.

Kofi Annan et Brundtland ont proposé l'idée de créer un fonds mondial aux sommets du G8 qui se sont tenus à Okinawa (Japon) en 2000 et à Gênes (Italie) en juillet 2001. En janvier 2002, la création du Fonds mondial a été annoncée en tant qu'organisation autonome et indépendante de l'OMS [51] . Selon les informations fournies par le Fonds mondial lui-même,

[50] Johanna Hanefeld, « Le Fonds mondial de lutte contre le sida, la tuberculose et le paludisme : 10 ans après », NIH, Clin Med (Lond). 2014 Feb ; 14(1) : 54-57. doi : 10.7861/clinmedicine.14-1-54.

[51] Le Fonds mondial WEB, https://www.theglobalfund.org/en/about-the-global-fund/history-of-the-global-fund/.

« En tant que partenariat entre les gouvernements, la société civile, les agences techniques, le secteur privé et les personnes touchées par les maladies, le Fonds mondial rassemble les ressources mondiales pour investir stratégiquement dans des programmes visant à mettre fin au sida, à la tuberculose et au paludisme en tant que menaces pour la santé publique. Depuis sa création, plus de 55,4 milliards de dollars ont été déboursés pour lutter contre le VIH, la tuberculose et le paludisme et pour des programmes visant à renforcer les systèmes de santé dans plus de 155 pays, y compris des subventions régionales, ce qui fait de nous l'un des plus grands bailleurs de fonds de la santé mondiale ».[52]

## UNITAID

À la suite d'une initiative proposée par les présidents Jacques Chirac et Luiz Ignacio Lula da Silva, UNITAID a été créée en septembre 2006 en marge de l'Assemblée générale des Nations Unies, sous le patronage du Secrétaire général des Nations Unies Kofi Annan, avec des représentants des cinq pays fondateurs (France, Brésil, Norvège, Chili et Royaume-Uni)[53].

Lors de la « Conférence de Paris », qui s'est tenue en février 2006 à l'initiative de la France et du Brésil, plusieurs pays se sont engagés à verser une contribution de solidarité basée sur une taxe sur les billets d'avion. Cet argent servirait à l'achat de médicaments contre le VIH/SIDA, le paludisme

---

[52] Le Fonds mondial WEB, https://www.theglobalfund.org/en/about-the-global-fund/history-of-the-global-fund/.

[53] C. Simon, G. De Lemos, "Unitaid : Un Financement innovant et solidaire pour lutter contre le Sida, le Paludisme et la Tuberculose", *Med Trop* 2006 ; 66 : 583-584.
https://www.jle.com/fr/MedSanteTrop/2006/66.6/583-584%20%20UNITAID%20un%20financement%20innovant%20et%20solidaire%20pour%20lutter%20contre%20le%20sida,%20le%20paludisme%20et%20la%20tuberculose%20(De%20L.pdf.

et la tuberculose. En mobilisant des ressources financières stables et prévisibles, UNITAID serait également un instrument pour faire baisser les prix et ainsi accélérer l'accès aux médicaments dans les pays en développement. UNITAID serait une structure indépendante hébergée par l'OMS, complétant les organisations existantes impliquées dans la lutte contre ces trois grandes maladies.

En France, la taxe sur les billets d'avion a été adoptée par la loi du 22 décembre 2005 et est entrée en vigueur le 1er juillet 2006. Lors de la création d'UNITAID, on estimait que la France pouvait à elle seule contribuer à l'achat de médicaments à hauteur de 220 millions de dollars par an en soutenant les politiques pharmaceutiques nationales des pays bénéficiaires[54].

Quinze ans après sa création, UNITAID est aujourd'hui, comme on peut le voir sur son site Internet : « une agence mondiale de la santé qui se consacre à la recherche de solutions innovantes pour prévenir, diagnostiquer et traiter les maladies plus rapidement, à moindre coût et plus efficacement dans les pays à revenu faible et intermédiaire. Notre travail comprend le financement d'initiatives visant à lutter contre les principales maladies, telles que le VIH/SIDA, le paludisme et la tuberculose, ainsi que les co-infections et les comorbidités liées au VIH, telles que le cancer du col de l'utérus et l'hépatite C, et les domaines transversaux, tels que la gestion de la fièvre ».[55]

Cette agence dynamique et innovante est toujours hébergée par l'OMS, mais elle est indépendante et dispose de ses propres organes de direction. Depuis sa création en 2006, UNITAID a reçu quelque 3 milliards de dollars de contributions de donateurs. Les principaux donateurs

---

[54] C. Simon, G. De Lemos *op. cit.*

[55] UNITAID WEB https://unitaid.org/about-us/#en.

d'UNITAID sont la France, le Royaume-Uni, la Norvège, la Fondation Bill & Melinda Gates, le Brésil, l'Espagne, la République de Corée et le Chili.

Les financements innovants ont constitué une source de revenus importante, en particulier la taxe de solidarité sur les billets d'avion introduite par la France, qui a ensuite été adoptée par d'autres pays (Cameroun, Chili, Congo, Guinée, Madagascar, Mali, Maurice, Niger et République de Corée)[56]. Cependant, les taxes sur les billets d'avion n'ont pas été adoptées par les pays ayant le plus de trafic aérien, comme le pensaient les fondateurs d'UNITAID.

### Communauté de brevets sur les médicaments (Medicines Patent Pool -MPP-)

À l'initiative d'UNITAID, en 2008 et 2009, et avec la participation de l'OMS[57], de l'Organisation mondiale du commerce (OMC), de l'Organisation mondiale de la propriété intellectuelle (OMPI), d'un représentant de l'agence d'aide britannique (DFID), d'un représentant de la campagne d'accès aux médicaments de Médecins sans frontières (MSF) et d'un représentant de Knowledge Ecology International (KEI), une série de réunions a été organisée dans le but de créer une communauté de brevets pour accélérer l'accès aux médicaments dans les pays en voie de développement.

Le secrétariat d'UNITAID, qui était à l'origine de l'initiative, et l'OMS ont clairement indiqué dès le départ que la communauté de brevets encouragerait l'octroi de licences volontaires et obligatoires. À cette époque, en 2008, la résolution 61.21 de l'Assemblée mondiale de la santé (« Stratégie mondiale et plan d'action sur la santé publique,

---

[56] Op. cit. UNITAID WEB https://unitaid.org/about-us/#en.

[57] Lors de toutes les réunions qui ont eu lieu en 2008 et 2009, l'auteur de cet article était le représentant de l'OMS aux travaux sur la création d'une communauté de brevets pour les médicaments.

l'innovation et la propriété intellectuelle ») et d'autres qui ont suivi avaient donné un mandat clair à l'OMS pour promouvoir l'utilisation « complète » des flexibilités de l'accord ADPIC de l'OMC et en particulier des licences obligatoires. Les représentants de l'OMC et de l'OMPI ont fait valoir qu'il n'entrait pas dans le mandat de leurs organisations de promouvoir ou de recommander l'octroi de licences obligatoires et ont donc décidé de ne plus participer aux réunions organisées par UNITAID. Les représentants de MSF et de la KEI se sont ralliés à la position d'UNITAID et de l'OMS. Après presque deux ans de délibérations, le représentant du gouvernement britannique a indiqué que son gouvernement refusait d'approuver la création d'un organisme chargé de promouvoir l'octroi de licences obligatoires[58].

La Communauté de brevets sur les médicaments a finalement été créée en 2010 par UNITAID dans le but d'élargir l'accès à des traitements abordables dans les pays à revenu faible et intermédiaire grâce à l'octroi de licences volontaires. Cette institution pourrait être utile tant que la promotion de l'utilisation des droits de licence obligatoire par l'OMS, telle que mandatée par diverses résolutions, reste claire et continue. Cela n'a malheureusement pas été le cas au cours des années suivantes, lorsque l'OMS a dilué son mandat dans la collaboration dite « tripartite » (OMS, OMC et OMPI).

Selon un rapport financier d'UNITAID, cette dernière a investi environ 60 millions de dollars américains dans le MPP depuis sa création[59].

---

[58] L'auteur a participé à ces négociations en sa qualité de directeur du programme des médicaments de l'OMS.

[59] UNITAID, " L'IMPACT DE NOS PROJETS : LE MEDICINES PATENT POOL ",

### Coalition pour les innovations en matière de préparation aux épidémies (CEPI)

Selon les informations fournies par le CEPI, « ... est un partenariat mondial innovant entre des organisations publiques, privées, philanthropiques et de la société civile. Nous travaillons ensemble pour accélérer le développement de vaccins contre les maladies infectieuses émergentes et permettre un accès équitable à ces vaccins pour les populations lors des épidémies ».[60]

La CEPI a adopté un plan de 3,5 milliards de dollars sur la période 2021-2022 pour mettre fin à la pandémie de COVID-19. « Comparé aux milliards perdus à cause du COVID-19, ce plan de 3,5 milliards de dollars n'est pas seulement rentable, il est exactement ce dont le monde a besoin pour s'assurer que nos enfants ne seront plus jamais confrontés aux difficultés et aux pertes que nous avons dû endurer à cause du COVID-19 », a déclaré le directeur de la CEPI, Richard Hatchett[61].

Ces fonds (presque le budget global de l'OMS pour deux ans) ont été mis à la disposition de ce consortium public-privé, en dehors de l'OMS, l'agence internationale de référence en matière de santé, en l'espace de quelques mois.

### COVAX – 2021

En juin 2020, une collaboration mondiale appelée ACT Accelerator a mis en place un mécanisme de financement pour l'accès universel aux vaccins COVID-19 (appelé COVAX). Ce mécanisme est codirigé par GAVI (l'Alliance mentionnée

---

https://unitaid.org/assets/L-impact-de-nos-projets-Medicines-Patent-Pool.pdf.

[60] CEPI, https://cepi.net/about/whoweare/.

[61] CEPI, https://100days.cepi.net/100-days/.

ci-dessus)[62], la Coalition pour l'innovation en matière de préparation aux épidémies -CEPI- (lancée à Davos en 2017) et l'OMS.

L'annonce du COVAX a suscité une forte réaction positive au niveau mondial, en particulier de la part des pays du Sud préoccupés par l'accès équitable aux futurs vaccins. Un an après sa création, le mécanisme COVAX a été remis en question parce que les pays industrialisés et les grandes sociétés pharmaceutiques ont ignoré les engagements pris, et personne n'a réussi à l'empêcher[63].

Au début de la pandémie, COVAX s'est fixé pour objectif de fournir des vaccins de manière équitable à tous les pays. Malheureusement, elle n'a même pas atteint la moitié de son objectif de 2021, qui était de fournir 2 milliards de doses[64]. Une lettre ouverte adressée aux dirigeants du G20 en octobre 2021 soulignait que 133 doses pour 100 personnes avaient été fournies dans les pays à revenu élevé et faible, tandis que quatre doses pour 100 personnes avaient été fournies dans les pays à revenu faible et intermédiaire. Le Directeur général de l'OMS a qualifié cet échec « d'apartheid vaccinal », parlant « d'accès inégal aux vaccins » pour souligner l'ampleur de cet échec

---

[62] GAVI, "The Bill & Melinda Gates Foundation", 2020. https://www.gavi.org/fr/modele-de-fonctionnement/modele-de-partenariat-de-gavi/la-fondation-bill-melinda.

[63] Voir Velásquez, G. *Vacunas, medicamentos y patentes : COVID-19 y la necesidad de una Organización internacional*, 2021, Ed. B de F, Buenos Aires.

[64] Taylor A., "COVAX a promis 2 milliards de doses de vaccin pour aider les plus démunis du monde en 2021. It won't deliver even half that", The Washington Post, Dec 10, 2021. http://www.washingtonpost.com/world/2021/12/10/covax-doses-delivered/.

moral, en faisant une comparaison explicite avec le système sud-africain de ségrégation raciale institutionnalisée[65].

## « Fondation de l'OMS »

À la fin d'un long discours prononcé lors de la 72e Assemblée mondiale de la santé en mai 2019, le Directeur général a déclaré : « ... J'ai le plaisir d'annoncer que cette année verra la création de la *Fondation de l'OMS*, qui nous permettra de générer des financements à partir de sources jusqu'ici inexploitées ».[66] Pour la plupart des participants, cette annonce est passée inaperçue. La création d'une Fondation de l'OMS n'a jamais été discutée par les organes directeurs de l'Organisation ; ni le Conseil exécutif ni l'Assemblée n'ont eu l'occasion de se prononcer sur cette proposition.

Toutefois, en mai 2020, l'OMS a salué la création de la nouvelle fondation : « L'Organisation mondiale de la Santé (OMS) se félicite de la création de la Fondation de l'OMS, une entité indépendante chargée d'octroyer des subventions, qui soutiendra les efforts de l'Organisation pour relever les défis sanitaires mondiaux les plus pressants ».[67]

Il s'agit d'un changement fondamental et sans précédent dans le mode de financement de l'organisation, qui n'a pas été

---

[65] Grandi F, Vitorino A, Ghebreyesus TA, "An appeal to G20 leaders to make vaccines accessible to people on the move", Organisation mondiale de la Santé, 29 octobre 2021.
https://www.who.int/news/item/29-10-2021-an-appeal-to-g20-leaders-to-make-vaccines-accessible-to-people-on-the-move.

[66] Discours d'ouverture du directeur général à l'Assemblée mondiale de la santé, mai 2019.

[67] OMS, communiqué de presse, 27 mai 2020, Organisation mondiale de la Santé.

consulté et soumis à l'approbation des pays membres. Selon les « Geneva Health Files », « de nouvelles formes de financement sont en train d'être définies, qui peuvent modifier la gouvernance dans un sens directement contraire aux objectifs mêmes de la santé publique. Elles ont été normalisées et adoptées sans consultation adéquate des Etats membres de l'OMS, et malgré les inquiétudes soulevées par les acteurs de la société civile ».[68]

L'initiative de la création de la Fondation de l'OMS semble avoir été prise par Thomas Zeltner, président du Conseil exécutif de l'OMS à l'époque, aujourd'hui fondateur et président du Conseil d'administration de la Fondation, comme le reconnaît le directeur de l'OMS dans les remerciements qu'il lui a adressés : « L'annonce d'aujourd'hui est l'aboutissement de plus de deux ans de préparation et de travail acharné de la part d'innombrables personnes et d'organisations partenaires. Je tiens à remercier le professeur Thomas Zeltner d'avoir été le fer de lance de cette incroyable aventure et d'avoir fondé l'organisation ».[69]

Selon M. Zeltner, « nous devons créer un avenir plus sain et plus équitable pour tous. En investissant dans 8 milliards de vies et en utilisant une approche flexible, innovante et collaborative, notre objectif est de surmonter les défis actuels en matière de santé et de garantir des vies saines à l'avenir ».[70] Il serait important de savoir en quoi consiste « l'approche flexible » à laquelle Thomas Zeltner fait référence.

La déclaration liminaire de la Fondation de l'OMS est la suivante : « L'Organisation mondiale de la Santé (OMS) joue un rôle unique en dirigeant l'écosystème mondial de la santé,

---

[68] Priti Patnaik, Geneva Global files, "A hole in the firewall : The WHO Foundation", Newsletter No. 50, avril 2021

[69] OMS, communiqué de presse, 27 mai 2020, *op. cit*.

[70] Thomas Zeltner, fondateur et président du conseil d'administration de la Fondation de l'OMS https://who.foundation/.

en élaborant des lignes directrices et des outils techniques pour prévenir et traiter les maladies, et en jouant le rôle de rassembleur au niveau des pays avec un niveau de confiance inégalé. Les crises du XXI^e^ siècle, notamment la crise COVID-19, ont mis en évidence l'inégalité d'accès à des soins de santé efficaces et abordables, ainsi que le rôle indispensable de l'OMS. Cependant, l'OMS ne dispose pas de ressources suffisantes pour remplir son mandat. Et, au-delà du financement, sa vision ne peut être réalisée par le seul secteur public. *La Fondation de l'OMS a été créée en tant que fondation suisse indépendante, affiliée à l'OMS mais indépendante de celle-ci*, afin de recueillir de nouvelles ressources auprès de philanthropes, de fondations, d'entreprises et de particuliers pour soutenir sa mission : promouvoir la santé, assurer la sécurité dans le monde et servir les personnes vulnérables ».[71] (italiques ajoutés).

La nouvelle fondation de l'OMS a été créée pour collecter des fonds pour l'OMS, ce qui autrement aurait pu donner lieu à des conflits d'intérêts, comme le récent don de 2 millions de dollars de Nestlé.

Cependant, ces dons ne sont pas une surprise. Lorsque Anil Soni a été nommé à la tête de la Fondation, il a clairement indiqué l'objectif pour lequel cette structure a été créée :

> « ... Notre raison d'être tient en partie au fait que nous disposerons d'un ensemble différent de paramètres de fonctionnement qui seront plus souples en termes de participation des entreprises. Certains secteurs seront interdits, car il est important que l'OMS précise qu'elle ne s'engage pas auprès de l'industrie du tabac et de l'industrie de l'armement, mais il s'agit normalement d'exceptions ».

[71] Fondation de l'OMS https://who.foundation/.

« Pour les autres industries et entreprises, nous chercherons activement à collaborer, et nous le ferons en suivant des lignes directrices éthiques que nous rendrons publiques... ».[72]

« La Fondation de l'OMS est une fondation indépendante qui octroie des subventions et qui est unique dans le domaine de la santé mondiale. Le rôle de la Fondation de l'OMS est de soutenir la mission de l'Organisation mondiale de la Santé (OMS) à la fois directement et en soutenant le réseau de partenaires de l'OMS sur le terrain. La Fondation de l'OMS est une force pour des solutions collectives nouvelles et meilleures. Elle réunit des donateurs, des professionnels de la santé mondiale et le réseau de l'OMS afin de créer des partenariats qui favorisent une action innovante pour relever les défis sanitaires les plus pressants d'aujourd'hui et de demain ».[73]

La principale préoccupation concernant cette fondation est de savoir dans quelle mesure le mode de financement d'une organisation internationale publique est en train d'être modifié. Mais on peut aussi se demander comment ces fonds vont entrer à l'OMS, sous forme de contributions privées ou publiques ? Quel est le pouvoir d'influence sur l'allocation des fonds pour les activités de l'OMS d'une « fondation indépendante » qui collecte une partie du budget de l'agence publique ?

## Le groupe de travail de l'OMS sur le financement durable

Les problèmes de financement inadéquats de l'OMS ont conduit à une initiative importante : la création d'un groupe de

[72] Anil Soni, cité par Priti Patnaik, Geneva Global files, "A hole in the firewall : The WHO Foundation", Newsletter n° 50, avril 2021.
[73] Fondation de l'OMS,
https://www.geneve-int.ch/whoswho/who-foundation.

travail sur le financement durable de l'OMS. Ce groupe, mis en place par l'AMS, s'est réuni sept fois d'avril 2021 à avril 2022. Lors de leur dernière réunion, ils se sont mis d'accord sur le texte des recommandations et un projet de décision à présenter à la 75e AMS en mai 2022. L'objectif était de poser les bases d'un financement conforme aux exigences initiales de l'OMS, démocratique et durable, en revenant à un budget public, régulier et financé par les pays membres.

### Décision adoptée par la 75e Assemblée mondiale de la santé

La brève décision adoptée par l'AMS sur le financement se lit comme suit :

> « La soixante-quinzième Assemblée mondiale de la Santé, ayant examiné le rapport du Groupe de travail sur le financement durable, y compris ses recommandations connexes,
>
> Décidé
>
> (1) adopter les recommandations du groupe de travail sur la finance durable, telles qu'elles figurent à l'annexe de la présente décision ; et
>
> (2) demander au Directeur général de mettre en place des mesures pour assurer la mise en œuvre de ces recommandations ».

En ce qui concerne l'augmentation du budget ordinaire, l'annexe (e) des recommandations stipule : « que la 75ème Assemblée mondiale de la Santé, reconnaissant le rôle important des contributions au financement durable de l'Organisation, demande au Secrétariat d'élaborer des propositions budgétaires, dans le cadre du cycle budgétaire ordinaire, afin d'augmenter les contributions mises en recouvrement. La 75e Assemblée mondiale de la Santé, reconnaissant le rôle important des contributions dans le financement durable de l'Organisation, demande au

Secrétariat d'élaborer des propositions budgétaires, dans le cadre du cycle budgétaire ordinaire, pour augmenter les contributions susmentionnées afin de contribuer à la viabilité financière de l'OMS et à son aspiration à atteindre un niveau de 50 % du budget de base 2022-2023 d'ici à l'exercice biennal 2030-2031, tout en visant à y parvenir d'ici à l'exercice biennal 2028-2029 ».[74]

Ainsi, l'une des conséquences du débat autour du COVID-19 au sein de l'OMS a été la décision d'adopter à l'AMS les recommandations du groupe de travail sur le financement durable de l'OMS, dirigé par le délégué allemand Bjorn Kummel, parmi lesquelles la décision d'élaborer des propositions budgétaires, dans le cadre du cycle budgétaire ordinaire, afin d'augmenter progressivement les contributions du budget ordinaire de l'organisation jusqu'à ce qu'elles représentent 50 % du budget de l'organisation au cours de l'exercice biennal 2028-2029 (c'est-à-dire dans 7 ans). Comme indiqué ci-dessus, la part du budget ordinaire, c'est-à-dire public, revenant à l'OMS ne représente actuellement que 16 % du budget de l'organisation[75].

Le South Centre affirmait déjà en janvier 2022, dans un livre publié chez Springer et qui a eu une ample diffusion, que « pour restaurer progressivement le caractère public de l'organisation, des mécanismes devraient être définis et mis en place pour contrôler au moins 51 % du budget, sur une période de, par exemple, 7 ans. Cela signifie que les contributions obligatoires régulières des États membres devraient représenter au moins 51 % du budget total de l'agence ».[76]

---

[74] OMS EB/WGSF/7/4, 9 mai 2022.

[75] OMS, "Rapport de réunion du groupe de travail sur le financement durable", Doc. EB/WGSF/7/4, 9 mai 2022.

[76] G. Velásquez, *Vaccines, Medicines and COVID-19. How Can WHO be Given a Stronger Voice,* SpringerBriefs in Public Health, (Springer & South

Cette décision de l'AMS, d'augmenter le budget ordinaire de l'organisation qui avait été gelé et contraint à une croissance zéro depuis le début des années 1980[77], qualifiée « d'historique » par plusieurs observateurs, contraste avec l'annonce récente de la création d'un fonds de plusieurs milliards de dollars américains à la Banque mondiale pour la prévention des pandémies[78], qui sera examinée dans la section suivante.

## Conclusions

L'aide au développement ne représente qu'une petite partie des investissements réalisés par les pays en développement pour soutenir leurs systèmes de santé. Tous ces fonds, en revanche, ne vont pas directement aux pays en développement, mais transitent par des consortiums public-privé et d'autres entités telles que le Fonds mondial, le CEPI, la COVAX, la Fondation de l'OMS et le FIF de la Banque mondiale. Environ la moitié de l'aide est destinée à l'achat de médicaments et de vaccins produits dans un petit groupe de pays figurant sur la liste des 15 pays donateurs.

---

Centre, 2022, Open Access) p. 105. https://doi.org/10.1007/978-3-030-89125-1_1.

[77] Voir Reddy, S, Mazhar S., Lencucha, " The financial sustainability of the World Health Organization and the political economy of global health governance : a review of funding proposals ", BMC part of Springer Nature, Open Access, novembre 2018 : "Au début des années 1980, l'AMS à introduit une "politique de croissance réelle zéro" pour le budget ordinaire. Cette politique a gelé les cotisations des membres en termes de dollars réels, de sorte que seuls l'inflation et les taux de change influencent les ajustements des cotisations des membres. En 1993, l'AMS a voté une politique budgétaire plus stricte, faisant passer l'organisation de la "croissance réelle zéro" à la "croissance nominale zéro".

[78] Banque mondiale, "World Bank Board approves new fund for pandemic prevention, preparedness and response (PPR)", communiqué de presse, 30 juin 2022.

La gestion de COVID-19 par le CEPI, COVAX, la création récente de la Fondation OMS et du FIF à la Banque mondiale, indiquent que les pays industrialisés préfèrent et tentent d'imposer une gestion mondiale de la santé régie par des consortiums public-privé conçus par ces pays. Pour sa part, l'OMS - qui a été autorisée à augmenter symboliquement son budget public - agira en tant qu'observateur sans droit de vote et fournira une assistance technique aux consortiums public-privé qui prendront les décisions.

Le texte dit que l'OMS coordonne et gouverne, mais dans la pratique, le rôle de l'OMS se réduit à donner des recommandations techniques et observer la prise de décision.

Le rôle de la « *Fondation de l'OMS* », qui n'a jamais été approuvé par les organes directeurs de l'OMS, est ambigu et les mécanismes visant à éviter les conflits d'intérêts ne sont pas suffisamment clairs.

Le G7 et, dans son prolongement, le G20 vont-ils prendre les commandes et imposer leur vision de la gestion de la santé mondiale ?

La question que nous pourrions poser, en conclusion, est la suivante : comment préserver l'intérêt public, la défense des biens publics communs et la protection des droits de l'homme dans la prévention, la préparation et la réponse aux pandémies actuelles et futures ?

Le discours international récent, l'Assemblée mondiale de la santé en 2022, les rapports du G7 et du G20, parlent de renforcer le rôle de l'OMS, comme une leçon de l'épidémie de COVID-19. La décision de l'Assemblée mondiale de la santé d'augmenter progressivement le budget public ordinaire jusqu'à 50 % de contributions publiques d'ici 2028-2029 peut être comprise dans ce sens. Mais l'augmentation totale des contributions au budget public ordinaire de l'organisation ne représenterait qu'une augmentation de 1,2 milliard de dollars

US, qui pourrait être comparée avec une certaine perplexité aux milliards que les entités et mécanismes mentionnés dans ce document vont ou aspirent à gérer.

Nous avons pu observer comment la solidarité internationale n'a pas permis de garantir l'accès aux vaccins, aux diagnostics et aux traitements. La crise du COVID-19 a amené la communauté internationale à réfléchir à la nécessité d'un traité international contraignant sur les pandémies. Depuis, la Russie a déclenché une guerre absurde et coûteuse contre l'Ukraine et l'Alliance atlantique s'est engagée dans une course aux armements qui risque de détourner les investissements urgents dans la santé vers l'achat d'armes. Une véritable préparation aux futures pandémies exigerait clairement de renforcer le secteur de la santé publique, y compris l'OMS, et le financement qui est actuellement dispersé dans une multitude d'entités et de mécanismes qui fragmentent le système de santé mondial au lieu de le rendre plus cohérent.

# CHAPITRE 3 :

## Le traité international contraignant négocié à l'OMS contre les pandémies futures

### Introduction

Les négociations multilatérales visant à prévenir les futures pandémies sont complexes, confuses et fortement influencées par les pays développés. Comme l'a récemment déclaré le Directeur général de l'OMS, le Dr Tedros Adhanom Ghebreyesus, à Davos en janvier 2024, « les pays risquent de manquer la date limite de mai [2024] pour l'adoption d'un traité juridiquement contraignant sur la lutte contre les pandémies, ce qui serait un coup dur pour les générations futures ».

La gestion mondiale de la pandémie de COVID-19 a révélé que beaucoup de choses ont mal tourné, car les pays n'ont pas toujours suivi les lignes directrices et les conseils de l'OMS sur les mesures de protection et d'isolement, par exemple, ou les protocoles normalisés de soins intensifs. Mais l'échec le plus flagrant a été la distribution inégale des diagnostics, des vaccins et des traitements. L'accumulation de vaccins par les pays du Nord – au-delà de leurs besoins réels – qui ont fini par détruire les vaccins inutilisés parce qu'ils étaient périmés et stockés dans les entrepôts du Nord. Peu de choses ont été dites à ce sujet. Les vaccins, diagnostics et traitements développés en grande partie avec des fonds publics ont fini par être monopolisés par l'industrie privée.

L'idée du traité sur les pandémies était de remédier à ces défaillances dans l'éventualité de situations similaires à l'avenir. La pandémie de COVID-19 a démontré qu'il aurait fallu une action commune et organisée dans laquelle l'intérêt public et l'équité mondiale auraient été primordiaux. Comme nous le savons aujourd'hui, cela ne s'est pas produit. Pendant ce temps, l'OMS et les organismes scientifiques continuent d'annoncer l'arrivée imminente de catastrophes similaires.

## Un traité international à l'OMS

Comment est née l'idée d'un traité international contraignant sur les futures pandémies ? L'idée d'un traité international contraignant sur les futures pandémies était d'éviter de répéter les échecs survenus lors de la crise COVID-19. Beaucoup de choses n'ont pas fonctionné, mais le fiasco le plus flagrant a été l'inégalité de la distribution et de l'accès aux médicaments essentiels (vaccins, diagnostics et traitements).

La pandémie de COVID-19 a démontré en particulier qu'il aurait fallu une action commune et organisée dans laquelle l'intérêt public, la justice et l'équité mondiale auraient été primordiaux. Comme nous le savons aujourd'hui, cela n'a pas été le cas.

Le 30 mars 2021 (alors que beaucoup pensaient encore qu'après le coup violent du COVID-19, nous serions en mesure de construire un monde meilleur), vingt-cinq chefs d'État du monde entier se sont joints au président du Conseil européen Charles Michel et au Directeur général de l'OMS, le Dr Tedros Adhanom Ghebreyesus, pour réclamer un traité international sur les pandémies, fondé sur les enseignements tirés de la pandémie du COVID-19. C'est sur cette base qu'a été lancé, en décembre 2021, un cycle de négociations en vue d'un traité contraignant et qu'a été créé l'INB susmentionné.

Selon le communiqué publié à l'issue de cette réunion, d'autres pandémies et urgences sanitaires majeures sont à prévoir. La question n'est pas de savoir si, mais quand. Nous devons être mieux préparés à prévoir, prévenir, détecter, évaluer et répondre efficacement aux pandémies de manière coordonnée. Pour y parvenir, selon le communiqué, un nouveau traité international sur la préparation et la réponse aux pandémies est nécessaire.

Une fois de plus, et de manière révélatrice, la crise sanitaire de 2020-2023 a démontré que l'OMS ne dispose pas – ou n'est pas autorisée à utiliser – les instruments et mécanismes juridiques nécessaires à la mise en œuvre de ses normes et orientations en matière de réponse aux pandémies.

La pandémie de COVID-19 a constitué un défi mondial qu'aucun gouvernement ne pouvait relever seul, comme ce sera le cas pour toute pandémie attendue à l'avenir. D'où l'importance d'un traité international contraignant, adopté dans le cadre de l'OMS, pour permettre aux pays du monde entier d'avoir un accès équitable et rapide à tous les moyens nécessaires pour faire face à des crises sanitaires mondiales exceptionnelles.

Un traité fondé sur les principes d'équité, d'inclusion et de transparence est nécessaire pour garantir un accès universel et équitable aux diagnostics, vaccins et médicaments, dans un cadre sanitaire international solide, afin de permettre à l'OMS d'exercer son rôle d'autorité sanitaire mondiale. Il s'agirait donc d'une réforme fondamentale de la manière dont la santé internationale est actuellement gérée.

C'est sur cette base qu'a été lancé, en décembre 2021, un cycle de négociations en vue d'un traité contraignant. Lors de sa deuxième session extraordinaire sur le sujet, l'Assemblée mondiale de la santé a créé un organe intergouvernemental de négociation (INB) chargé de rédiger et de négocier une convention, un accord ou un autre instrument international dans le cadre de la Constitution de l'OMS pour renforcer la prévention, la préparation et la riposte aux pandémies, en vue de son adoption au titre de l'article 19 ou de toute autre disposition de la Constitution de l'OMS que le INB pourrait juger appropriée. Le INB travaillera sur la base des principes d'inclusion, de transparence, d'efficacité, de leadership des États membres et de consensus[1].

Dans la décision établissant la INB, l'Assemblée mondiale de la santé a également demandé au Directeur général de l'OMS de soutenir les travaux de la INB en organisant des auditions publiques et en rendant compte de ses délibérations, conformément à la pratique de l'OMS.

Parallèlement à la négociation de ce traité international, la révision du Règlement sanitaire international (2005) a également été lancée. La portée et les objectifs respectifs de ces processus parallèles ne sont pas toujours clairs, ce qui entraîne des chevauchements et souvent des confusions dans le cadre de la négociation du traité.

## Le contenu du traité

Le secrétariat de l'OMS a préparé un projet de document de synthèse consolidé des éléments de fond comme base d'examen et de discussion, dans le but de parvenir à un projet zéro sur lequel les négociations pourraient commencer. Le document contenait 74 éléments de discussion qui, dans de

---

[1] OMS, Le monde ensemble : création d'un organe intergouvernemental de négociation pour renforcer la prévention, la préparation et l'intervention en cas de pandémie, Assemblée mondiale de la santé, deuxième session extraordinaire, résolution SSA2 (5), 1er décembre 2021.

nombreux cas, ont semé la confusion au lieu d'aider et ont compliqué les processus.

Les éléments de fond, dont certains pays ont souligné l'importance, peuvent être regroupés autour de cinq axes centraux :

**a) Gouvernance :** l'objectif premier du traité étant de renforcer la capacité de l'OMS à faire face aux futures pandémies et à les gérer, le traité devrait être contraignant et administré par l'OMS. Les États membres de l'OMS seraient les parties au nouveau traité.

**b) Recherche et développement (R&D) et transfert de technologie :** ouvrir la recherche et l'innovation, sans droits de propriété intellectuelle, afin d'accélérer l'utilisation des résultats de la recherche, à des coûts non spéculatifs. Concevoir des mécanismes permettant de considérer les fournitures sanitaires liées aux pandémies comme des biens publics mondiaux et donc plus abordables.

**c) Financement :** coordination et transparence du financement public international de la recherche sur les pandémies, y compris la mise en commun des fonds par l'intermédiaire d'un fonds mondial de R&D pour soutenir la recherche et le partage des résultats dans le cadre du concept de science ouverte, avec la participation d'institutions et de chercheurs des pays en développement.

**d) Capacités de laboratoire, essais cliniques et partage des données :** renforcement des capacités de laboratoire et de surveillance pour identifier les maladies animales dans tous les pays, et renforcement de la collaboration entre les centres de recherche en santé du monde entier. Les essais cliniques doivent être transparents et indépendants et comprendre des mécanismes garantissant le partage des agents pathogènes, des échantillons biologiques et des données génomiques.

**e) Communication et information :** La communication scientifique doit être indépendante, fiable et précise, accessible grâce aux technologies numériques pour la collecte et le partage des données relatives à la pandémie.

Plusieurs projets de dispositions du traité ont été discutés lors d'une série de cycles de négociations entre 2022 et 2023. Le huitième cycle a eu lieu en février 2024. Les discussions ont eu lieu au sein de groupes thématiques de pays et des consultations informelles ont été menées par le secrétariat du GNI avec le soutien du secrétariat de l'OMS.

La prestigieuse revue The Lancet, dans son éditorial du 2 mars 2024, a qualifié le projet de traité actuel de « honteux et injuste ». Des centaines d'heures ont été passées « mais l'élan politique est mort ». Après huit cycles de négociations en deux ans, le INB se réunira pour sa neuvième et dernière session du 18 au 29 mars 2024, juste avant que le projet ne soit soumis à l'approbation de l'Assemblée mondiale de la santé en mai 2024. Les pays développés ont réussi à affaiblir le projet par rapport à la version initiale, le texte étant désormais plein de nuances, de mises en garde prudentes et de « le cas échéant », ainsi que d'autres formulations typiques des dispositions volontaires, loin d'établir des obligations contraignantes comme prévu à l'origine. Il est clair que la version actuelle du projet est loin de répondre efficacement aux problèmes apparus lors de la pandémie de COVID-19, afin d'éviter de répéter les mêmes erreurs.

Le traité doit garantir que les pays développés et les entreprises privées sous leur juridiction agissent de manière équitable et transparente, qu'ils ne stockent pas des millions de doses, qu'ils ne refusent pas de partager leur expertise ou de faire respecter les droits de propriété intellectuelle sur des produits qui sauvent des vies, que l'histoire ne se répète pas et que les pays ne se montent pas les uns contre les autres.

Le mot « équité », selon l'éditorial du Lancet, apparaît neuf fois dans le texte de négociation d'octobre 2023 comme un principe directeur pour l'ensemble du traité. Mais en réalité, l'article 12 du projet de négociation stipule que l'OMS n'aurait accès qu'à 20 % des « produits liés à la pandémie pour une distribution basée sur le risque et les besoins de santé publique ». Les 80 % restants – qu'il s'agisse de vaccins, de traitements ou de diagnostics – seraient vendus au plus offrant. L'éditorial souligne à juste titre que « la majorité de la population mondiale vit dans des pays qui n'ont pas les moyens d'acheter ces produits, mais il semble que les pays à revenu élevé n'étaient prêts à en accepter que 20 %. C'est non seulement honteux, injuste et inéquitable, mais aussi ignorant. La création et la signature d'un ensemble de conditions solides et véritablement équitables sur l'accès et le partage des bénéfices n'est pas un acte de bonté ou de charité. C'est un acte scientifique, un acte de sécurité et un acte d'intérêt personnel. Il est encore temps de réparer cette erreur ».

Les représentants de la société civile ont averti que la limitation du temps de négociation du traité risquait de marginaliser les propositions des pays en développement liées à l'équité, en particulier celles relatives à la propriété intellectuelle et à l'utilisation des brevets, qui accordent l'exclusivité en cas de pandémie. Plusieurs projets de dispositions en cours d'examen confirment ces risques[2] :

– Les articles 10, 11 et 13 du projet actuel se concentrent sur la production, le transfert de technologie et la chaîne d'approvisionnement. Ils ont fait l'objet de multiples consultations au sein d'un sous-groupe dédié à ces questions, mais jusqu'à présent, la formulation n'est pas satisfaisante.

[2] Fichiers santé de Genève, « Dispositions relatives à l'équité dans le RSI : une course contre la montre », Bulletin n° 63, 10 février 2024.

– L'article 11 sur le transfert de technologie ne contient pas de disposition contraignante imposant le transfert de technologie et suggère des conditions convenues d'un commun accord, c'est-à-dire des transferts volontaires. C'est l'approche privilégiée par les pays développés et c'est certainement l'une des principales sources de tensions entre le Nord et le Sud dans la négociation.

Le projet actuel hésite également à « réaffirmer » les flexibilités de l'ADPIC (flexibilités de l'Accord sur les aspects des droits de propriété intellectuelle qui touchent au commerce) ; il utilise plutôt le mot « reconnaître ». Ce serait un recul par rapport à tous les textes adoptés ces quinze dernières années dans le cadre des Nations Unies.

Comme le dit Viviana Muñoz du South Centre, « le projet de texte actuel de l'article 11 relatif à la propriété intellectuelle et à l'utilisation des brevets n'apporterait aucun changement au statu quo ».[3] Il s'agit là d'une question centrale qui explique l'échec de la gestion de la réponse au COVID-19.

## Tensions, progrès et échecs

La négociation du traité n'est pas une tâche facile, et les divergences entre les pays en développement et les pays développés sur des questions clés restent énormes.

Selon l'actuel Directeur général, le secrétariat de l'OMS doit toujours être favorable aux pays en développement, aux pays pauvres et aux pays souffrants. C'est une position très intéressante, nouvelle et cohérente qui contraste avec celle des précédents directeurs généraux qui prônaient une « neutralité » qui n'existe malheureusement plus depuis les

---

[3] Viviana Muñoz Tellez, "How Should the WHO Pandemic Treaty Negotiations Tackle Intellectual Property ?", *SouthViews* No. 256, 22 février 2024 (South Centre).

années 2000, lorsque Gro Harlem Brundtland était directrice. Dans la pratique, il arrive souvent que certains fonctionnaires du secrétariat de l'OMS qui soutiennent les pays dans ce type de négociations aient tendance à défendre les intérêts des pays développés, ou plus précisément les intérêts des grandes industries pharmaceutiques implantées dans ces pays. La présence de la société civile est active, mais son point de vue n'est que très peu pris en compte.

Les efforts de la délégation américaine pour supprimer tout ce qui ne fait pas l'affaire de son industrie pharmaceutique sont insistants et lourds. De plus, comme cela s'est produit dans le passé lors de la négociation d'autres traités internationaux contraignants, les États-Unis négocient souvent jusqu'au bout dans le but d'affaiblir le texte et, une fois celui-ci adopté, ne le ratifient pas, comme ce fut le cas par exemple pour la Convention-cadre pour la lutte antitabac négociée à l'OMS.

L'impact de la propriété intellectuelle sur l'accès aux médicaments, les barrières à l'accès que peuvent constituer les brevets, sont des questions déjà reconnues dans la « Stratégie mondiale et plan d'action sur la santé publique, l'innovation et la propriété intellectuelle », approuvée en 2008 par l'OMS. Si aujourd'hui, quinze ans plus tard, nous discutons des mêmes choses, cela signifie que peu de progrès ont été réalisés, au contraire, un ou plusieurs pas on était faits en arrière.

Un ambassadeur européen a récemment déclaré lors d'une conversation privée : « soyons réalistes, adoptons ce que nous avons... ». Mais il semble que « ce que nous avons » soit loin de ce que nous pensions qu'un traité contraignant pourrait nous permettre d'avoir : une réponse cohérente à d'éventuelles pandémies futures. Ce que nous avons, comme certains le disent, est un pas en arrière par rapport à ce que nous avions. Les préoccupations des pays en développement et des pays développés sont très différentes. Il s'agit soit de protéger l'intérêt public et la santé des citoyens en tant que droit, soit de défendre les intérêts d'une industrie qui s'enrichit sans limites, comme ce fut le cas lors de la pandémie de COVID-19.

Le manque d'optimisme, d'ambition et, surtout, de solidarité des pays développés, qui s'engagent dans des conflits armés insensés, reste un défi mondial. Des guerres destructrices et coûteuses dans diverses parties du monde, avec un gaspillage de ressources qui auraient pu non seulement être utilisées pour prévenir de nouvelles pandémies, mais qui auraient été suffisantes pour éradiquer la pauvreté et assurer le bien-être de la planète. La paix est une condition du développement, et lorsque tout le monde est perdant, ce sont les pays en développement qui le sont le plus. Comme l'a déclaré le secrétaire général des Nations Unies, António Guterres, à l'ouverture de la COP27 (27e réunion de la Conférence des parties à la Convention-cadre des Nations Unies sur les changements climatiques), « nous menons le combat de notre vie, et nous sommes en train de le perdre ». Bien qu'il ait fait référence à la crise du changement climatique, le même avertissement reste pertinent pour la plupart des questions de développement, y compris toute pandémie future.

Selon l'éditorial du Lancet, « le INB fait peut-être tout ce qu'il peut, mais en fin de compte, ce sont les hommes politiques des pays du G7 qui doivent mettre de côté les intérêts particuliers de l'industrie et comprendre enfin qu'en cas de pandémie, on ne peut pas protéger uniquement ses propres citoyens : la santé de l'un dépend de la santé de tous ».

Le traité visant à répondre aux futures pandémies était l'une des questions centrales de l'AMS en mai/juin 2024. Étant donné l'absence de consensus, il a été décidé de prolonger les négociations jusqu'à la fin de l'année 2024, lors d'une AMS spéciale ou jusqu'à la prochaine AMS en mai 2025, où l'on insistera sur la nécessité de poursuivre les négociations. L'important est de savoir comment et quoi négocier. Le texte du traité doit être contraignant afin que les erreurs et les injustices commises lors de COVID-19 puissent être effectivement corrigées. Le texte actuel devrait être reformulé de manière substantielle et les négociations devraient se poursuivre sur une base plus ambitieuse. Le texte actuel ressemble davantage à un projet de résolution de l'Assemblée mondiale de la santé et est loin d'être un projet de traité international contraignant. Si une nouvelle pandémie survenait demain, le projet actuel – sur lequel il n'y a pas d'accord – ne changerait rien.

Si les pays du Sud, qui constituent la majorité des membres de l'OMS, s'unissent avec une vision claire et forte de la santé publique, et que les pays du Nord agissent avec lucidité et sur la base de la science, en recherchant la sécurité pour tous, nous pourrons contribuer avec succès au bien-être des générations futures.

Et si finalement un petit groupe de pays industrialisés, défendant l'agenda et les intérêts de leurs industries, s'oppose à l'adoption d'un traité capable de servir efficacement la santé publique mondiale avec justice et équité, il est utile de rappeler que l'**OMS est une institution démocratique où il y a la possibilité de voter** et où les pays du Sud représentent une large majorité.

## L'échec de la négociation internationale à l'OMS sur un traité contraignant pour prévenir les futures pandémies

Un petit groupe de pays industrialisés, dont la grande industrie pharmaceutique, s'est opposé au texte du traité contraignant visant à prévenir de futures pandémies qui était en cours de négociation à l'OMS depuis deux ans. Ces pays ont choisi de protéger les intérêts privés de leur industrie. Les pays du Sud, pourtant largement majoritaires, n'ont pas réussi à faire passer un texte fondé sur l'intérêt général, pour la défense de la santé de tous les citoyens de la planète. Une fois de plus, les intérêts commerciaux privés ont été placés au-dessus de l'intérêt public sous les yeux impuissants du secrétariat de l'OMS et sans tenir compte des appels critiques des experts, des organisations comme le South Centre, des ONG de santé et des observateurs académiques qui suivent le dossier.

Le vendredi 10 mai 2024, l'OMS a publié un communiqué de presse intitulé *« Les gouvernements acceptent de faire de nouveaux progrès sur la proposition d'accord sur les pandémies... »*[4]. Cela ressemble à une auto-proclamation de victoire... quel euphémisme ! Les pays membres de l'OMS ne se sont mis d'accord sur rien, ils ont simplement reconnu que la négociation de deux ans – qui était le délai fixé par tous les pays membres pour définir le traité – avait échoué. L'organe intergouvernemental de négociation (dit INB), chargé de rédiger un document à présenter pour adoption à l'Assemblée mondiale de la santé en juin 2024, au dernier jour de son mandat, ne travaillait plus sur le texte mais sur la manière de renouveler son mandat...

Si les négociations doivent se poursuivre, la première chose à faire est d'analyser, d'identifier et de reconnaître les raisons pour lesquelles la négociation a échoué dans les délais prévus.

---

[4] Voir https://hq_worldhealthorganizationdepartmentofcommunications.createsend1.com/t/d-e-etriln-tyykjiuydr-i/.

Les trois points les plus débattus sont les suivants :

1. Celle des barrières que la propriété intellectuelle et l'utilisation des brevets peuvent constituer en période de pandémie (article 11 du projet de document non adopté).

2. Le système PABS (*Pathogen Access and Benefit Sharing*). Ce système signifie que la fourniture d'informations sur un agent pathogène - essentielles pour le développement de vaccins et de traitements - serait liée à un mécanisme garantissant l'accès aux produits de santé développés sur la base de ces données. Selon la dernière version du projet de traité avorté, l'OMS réserverait 20 % de la production mondiale de médicaments produits dans le cadre du PABS - la moitié gratuitement, l'autre moitié à un prix préférentiel - aux pays en développement (article 12 du projet avorté).

3. Le concept « une seule santé ». L'UE a fait pression sur les pays en développement pour qu'ils acceptent la proposition d'élaborer un instrument juridiquement contraignant sur l'approche « Une seule santé ». Il convient de noter qu'il n'y a pas de mandat dans le INB ni de consensus pour négocier un instrument autonome sur l'approche « Une seule santé ». L'élaboration d'un instrument couvrant tous les aspects de l'approche « Une seule santé » nécessitera d'aborder des questions qui dépassent le cadre d'un instrument négocié sur la pandémie au sein de l'OMS.

Le projet de texte de l'INB à l'article 5 se lit comme suit : « Les parties, reconnaissant que la plupart des maladies infectieuses émergentes et des pandémies sont causées par des agents pathogènes zoonotiques, s'engagent, dans le contexte de la prévention des pandémies, de la préparation, de l'intervention et du rétablissement des systèmes de santé, à promouvoir et à mettre en œuvre l'approche « Une seule santé », aux niveaux national et, le cas échéant, régional et mondial, qui est cohérente, intégrée, coordonnée et concertée entre tous les acteurs concernés, en appliquant la législation nationale et les instruments et initiatives existants.

Le premier problème qui rend difficile le traitement de ces trois points problématiques (et d'autres points du document sur lesquels il n'y a pas eu d'accord) provient de ce que l'on pourrait considérer comme une position double, voire schizophrénique, dans les grandes déclarations des chefs d'État[5] des pays industrialisés. D'une part, ils prétendent considérer les médicaments comme des biens publics mondiaux, mais d'autre part, ils défendent et tentent d'imposer le contraire, à savoir que les médicaments sont des produits de santé, comme on peut le voir dans les discussions avec les négociateurs de ces pays (comme ce fut le cas dans la négociation de l'INB 2021-2024).

Le deuxième problème de la négociation, et probablement le plus grave, est l'abandon du concept de médicaments essentiels (qui couvre les vaccins, les diagnostics et les traitements) développé depuis quarante ans par l'OMS et adopté par la grande majorité des pays en développement. Il a été remplacé par le terme ambigu de « *contre-mesures sanitaires ou contre-mesures médicales* »,[6] un terme qui ne veut rien dire en termes de santé publique mais qui fait allusion à la sécurité et aux guerres à contenir. En réalité, les « contre-mesures médicales » correspondent à des produits de santé, que les grandes industries pharmaceutiques des pays industrialisés utilisent comme des armes commerciales, et non

---

[5] Plus de dix chefs d'État se sont adressés à l'Assemblée mondiale de la santé en mai 2020 pour faire valoir que les futurs médicaments, vaccins et traitements contre la MVE19 devraient être considérés comme des biens publics mondiaux. Voir :
https://www.who.int/news/item/24-04-2020-global-leaders-unite-to-ensure-everyone-everywhere-can-access-new-vaccines-tests-and-treatments-for-covid-19.

[6] Voir
https://fnih.org/wp-content/uploads/2023/11/Emergency-Countermeasure-Development-and-Deployment-1-November-2023.pdf.

à des médicaments essentiels qui peuvent être considérés comme des biens publics.

Le troisième problème général que pose le texte qui n'a pas été adopté est qu'il marque un net recul sur la question des droits de propriété intellectuelle par rapport aux textes adoptés il y a 15 ans à l'OMS[7]. Nous pouvons voir dans la formulation du texte que nous passons de l'*utilisation obligatoire des flexibilités de l'ADPIC* au langage ambigu des « *mesures volontaires convenues d'un commun accord* ».

Les pays industrialisés ont affaibli les formulations de la version initiale du projet et le texte est truffé de nuances inutiles. L'expression « le cas échéant » et d'autres formulations typiques des dispositions volontaires apparaissent désormais à plusieurs reprises.

Il ne s'agit pas de poursuivre les négociations pour « affiner le projet actuel », comme le dit le communiqué de l'OMS. Le document doit être reformulé de manière substantielle afin qu'il contienne des mesures juridiquement contraignantes qui abordent le problème de l'accès à la R&D et aux technologies nécessaires à la production de médicaments essentiels pour les futures pandémies.

Le projet de texte actuel du traité contraignant visant à prévenir les pandémies futures, qui doit faire l'objet de nouvelles négociations, est loin de répondre de manière adéquate aux défis soulevés lors de la crise du COVID-19.

---

[7] Stratégie et plan d'action mondiaux de l'OMS sur la santé publique, l'innovation et la propriété intellectuelle, résolution 61.21.

# CHAPITRE 4 :

# Le règlement sanitaire international adopte en 2024

## Le nouveau RSI

Les amendements au Règlement sanitaire international (RSI) approuvés lors de la 77e Assemblée mondiale de la santé (juin 2024) ne représentent pas une avancée substantielle pour préparer le monde à des crises sanitaires similaires à celle du COVID-19.

« Les amendements ont été salués comme une victoire pour le multilatéralisme et la santé mondiale. Cependant, les amendements identifiés comme les plus importants ne constituent pas des réformes qui changent la donne ».[1]

Les références générales à l'équité et à la solidarité ne se traduisent pas par des mécanismes opérationnels visant à garantir un accès équitable, tels que ceux mentionnés à l'article 13, paragraphe 9, points b) et c) :

> *« b) en s'engageant avec les parties prenantes concernées opérant dans leurs juridictions respectives et en les encourageant à faciliter l'accès équitable aux produits de*

---

[1] https://www.thinkglobalhealth.org/article/amendments-international-health-regulations-are-not-breakthrough.

*santé pertinents pour répondre à une urgence de santé publique de portée internationale, y compris une urgence pandémique ; et*

*(c) met à disposition, le cas échéant, les conditions pertinentes de ses accords de recherche et de développement pour les dispositifs médicaux concernés, en vue de promouvoir un accès équitable à ces dispositifs lors d'une urgence de santé publique de portée internationale, y compris une urgence pandémique ».*

D'autres changements, tels que le pouvoir de déclarer une urgence pandémique, ne règlent pas les problèmes causés par le COVID-19, il ne fait rien pour empêcher l'adoption par de nombreux pays industrialisés de ce que l'on a appelé le nationalisme vaccinal.

L'une des principales révisions du RSI en 2005 a été l'octroi au Directeur général de l'OMS du pouvoir de déclarer une urgence de santé publique de portée internationale (PHEIC), même en dépit des objections des pays directement touchés. La déclaration d'urgence de santé publique de portée internationale s'applique aux événements susceptibles de se transformer en pandémie.

Les amendements au RSI 2024 formalisent l'évidence, à savoir qu'une urgence pandémique est un type spécifique de PHEIC, et établissent donc que le Directeur général de l'OMS peut déclarer une urgence pandémique. Le COVID-19 était une PHEIC que le Directeur général de l'OMS a déclarée pandémique. Cette clarification ne modifie en rien le fonctionnement du RSI. Une urgence pandémique est une PHEIC, et personne n'a remis en question le fait que le concept de PHEIC englobe des maladies qui étaient des pandémies.

Les modifications apportées au RSI n'ont pas adopté une approche progressive des différents niveaux de PHEIC demandés par certains pays.

Un autre changement jugé important est l'obligation pour les parties au RSI de désigner une autorité nationale chargée de coordonner la mise en œuvre du RSI. Le RSI 2005 obligeait déjà les parties à disposer d'un point focal national RSI responsable de la mise en œuvre nationale.

## Référence au financement

Le RSI de 2005 n'exigeait pas des pays développés qu'ils fournissent une assistance financière pour aider les pays en développement à remplir leurs obligations en matière de RSI. Il ne fait pas non plus référence au financement.

Les références à la manière dont la mise en œuvre du RSI sera financée figurent à l'article 44 « Collaboration, assistance et financement » et à l'article 44 bis « Coordination ».

On pourrait affirmer qu'il y a un progrès dans la mesure où le nouveau RSI 2024 fait référence au financement, ce que le RSI 2005 ne faisait pas. Cependant, les références aux articles 44 et 44bis sont vagues, peu claires, des paragraphes tels que :

> *« b) s'efforcer de maximiser la disponibilité des fonds pour répondre aux besoins et aux priorités des États parties en matière de mise en œuvre, en particulier des pays en développement ; et*
>
> *(c) s'efforcer de mobiliser des ressources financières nouvelles et supplémentaires et d'accroître l'efficacité de l'utilisation des instruments de financement existants, en vue d'une mise en œuvre efficace du présent règlement ».*

Ces références sont loin de constituer un mécanisme de financement concret et durable auquel les pays peuvent faire appel en cas de pandémie. *Le* point 3 de l'article 44 bis, que certains considèrent comme une solution laissée en suspens, est libellé comme suit : « *3. le mécanisme fonctionne, en ce qui concerne la mise en œuvre du présent règlement, sous l'autorité et la direction de l'Assemblée de la santé et est responsable devant elle ».* Cette phrase n'est rien d'autre qu'un vague espoir que si, en fin de compte, il n'y a pas de financement pour la mise en œuvre du RSI, les pays pourront recommencer à « frapper à la porte » de l'AMS.

Au cours du COVID-19, les pays en développement ont noté le manque d'assistance financière pour l'accès aux vaccins et aux produits de santé et ont dénoncé le manque d'équité et d'action collective sur cette question, le COVAX ayant eu lieu en dehors du RSI.

Les amendements sur les moyens de financer le nouveau RSI 2024 sont faibles, avec des obligations vagues telles que « promouvoir l'identification de sources de financement et mobiliser des contributions volontaires pour cette mise en œuvre », et sont soumis à « la législation applicable et aux ressources disponibles ».

## Création d'un Comité des États parties

Enfin, les changements apportés au RSI 2024 ont intégré l'idée de créer un comité des États parties, qui se réunira tous les deux ans pour faciliter la mise en œuvre. Le Comité n'est pas un mécanisme de conformité et de responsabilité. *Il* a pour mandat « d'*être uniquement de nature facilitatrice et consultative, et de fonctionner de manière non conflictuelle, non punitive, assistante et transparente* » et de promouvoir et soutenir « l'*apprentissage, l'échange de bonnes pratiques et la coopération* ». Ce comité ne constitue pas un changement significatif; lors de toutes les crises sanitaires précédentes, l'AMS a demandé des évaluations de la gestion de ces crises.

## Des « progrès » pour les États-Unis

Les États-Unis ont mené et accepté la révision de 2005 ainsi que la récente révision de 2024.

Le résultat des négociations sur les amendements est principalement dans l'intérêt des États-Unis. Des amendements ont été acceptés qui ne modifient pas le fonctionnement du RSI et n'imposent pas d'obligations substantielles contraignantes au RSI en termes d'équité et d'assistance financière. Les « nouvelles » dispositions sur l'équité, le financement et les réunions régulières des parties au RSI 2024 ne changent pas substantiellement la situation en cas de pandémies futures.

L'urgence des États-Unis et de l'Union européenne à approuver le RSI lors de l'AMS 2024, en laissant ouvertes les négociations sur un traité relatif à la pandémie, était sans doute due au souhait des pays industrialisés que les négociations sur le traité relatif à la pandémie ne « contaminent » pas le RSI sur des questions telles que l'accès aux vaccins, aux médicaments et aux outils de diagnostic.

# CHAPITRE 5 :

# Vers une agence latino-américaine et caribéenne des médicaments (AMLAC)

## Introduction

Le 26 avril 2023 à Acapulco, au Mexique, les autorités de réglementation des médicaments de Colombie (INVIMA), de Cuba (CECMED) et du Mexique (COFEPRIS) ont signé la « Déclaration d'Acapulco » pour la création de l'Agence de réglementation des médicaments et des dispositifs médicaux d'Amérique latine et des Caraïbes (AMLAC)[1].

L'AMLAC sera créée pour contribuer à l'intégration régionale par l'harmonisation et la convergence des réglementations sanitaires et la création d'un marché régional des médicaments en Amérique latine afin d'assurer l'accès à des médicaments et à des dispositifs médicaux sûrs, efficaces et de qualité. Ce chapitre examine le contexte, les critères et les objectifs de la création d'AMLAC.

La « Déclaration d'Acapulco » a proposé la création de l'AMLAC en tant que mécanisme contribuant à l'intégration régionale par l'harmonisation et la convergence des

[1] « Déclaration d'Acapulco », https://www.cecmed.cu/noticias/declaracion-acapulco-creacion-agencia-reguladora-medicamentos-dispositivos-medicos.

réglementations sanitaires, dans le but d'assurer l'accès à des médicaments et à des dispositifs médicaux sûrs, efficaces et de qualité. En outre, la « Déclaration d'Acapulco » a invité les autorités réglementaires nationales de référence régionale de l'Argentine, du Brésil et du Chili à se joindre à cette initiative, ainsi que le South Centre, une organisation intergouvernementale de pays en développement à laquelle appartiennent la Colombie, Cuba et d'autres pays de la région, à apporter leur soutien technique et politique au niveau international.

Il a également été convenu de tenir la présidence *pro tempore* de la Communauté des États d'Amérique latine et des Caraïbes (PPT-CELAC) dûment informée du processus de formation de l'AMLAC, afin de promouvoir un large échange de connaissances et de recevoir les contributions des pays membres intéressés.

Du 15 au 17 juin 2023, les responsables des agences de réglementation des médicaments de l'Argentine, du Brésil, du Chili, de la Colombie, de Cuba et du Mexique se sont réunis à Bogota, en Colombie, et ont convenu de la création progressive d'une agence latino-américaine et caribéenne des médicaments.

Cette proposition est conforme à la déclaration des ministres de la santé de la Communauté des États d'Amérique latine et des Caraïbes (CELAC) du 24 novembre 2022, qui stipule ce qui suit : « Confirmer que les médicaments, vaccins, traitements et autres technologies de santé développés en réponse à une urgence de santé publique sont des biens publics mondiaux et un élément essentiel du droit à la santé. (...) Maintenir un engagement fort envers toute initiative régionale ou mondiale visant à faciliter l'accès universel et équitable aux médicaments, vaccins, traitements et autres technologies de santé (...) ».

## Contexte général

L'une des fonctions du mandat constitutionnel de l'Organisation mondiale de la Santé (OMS) est « d'élaborer, d'établir et de promouvoir des normes internationales relatives aux produits alimentaires, biologiques, pharmaceutiques et similaires »[2] et, dans ce contexte, l'OMS s'est efforcée d'élaborer, d'établir et de promouvoir des normes internationales relatives aux produits alimentaires, biologiques, pharmaceutiques et similaires. Dans ce contexte, l'OMS soutient et recommande aux pays, depuis une trentaine d'années, la formulation de politiques pharmaceutiques en tant qu'élément important des politiques nationales de santé et la formulation de normes telles que les bonnes pratiques de fabrication et d'autres normes par l'intermédiaire de ses comités d'experts. En ce qui concerne la réglementation des médicaments, ce sont les États eux-mêmes qui sont responsables de la mise en place des autorités nationales de réglementation des médicaments.

Hormis l'agence de régulation des États-Unis (FDA) créée en 1906, les principales agences des pays industrialisés tels que la France[3], l'Angleterre, l'Allemagne, l'Espagne, l'Australie, le Japon et le Canada, ont été créées il y a seulement 30 ou 40 ans.

En Amérique latine, au cours des 30 dernières années, des agences de réglementation des médicaments ont été créées, telles que le CECMED à Cuba en 1989, l'ANMAT en Argentine en 1992, l'INVIMA en Colombie en 1994, l'ANVISA au Brésil en 1999, le COFEPRIS au Mexique en

---

[2] Constitution de l'OMS, article 2 (u). https://aplicaciones.sre.gob.mx/tratados/ARCHIVOS/OMS-CONST.pdf , juin 1946.

[3] ANSM, France https://ansm.sante.fr/.

2001 et l'ANAMED au Chili en 2016. Selon la classification de l'OMS, il s'agit d'agences de niveau IV.

L'objectif principal de ces agences est de protéger la santé publique en surveillant et en contrôlant la qualité, la sécurité et l'efficacité des médicaments et des dispositifs médicaux.

En 1980, l'OMS a créé la Conférence internationale des autorités de régulation des médicaments (ICDRA – "International Conference of Drug Regulatory Authorities"), qui se réunit tous les deux ans, et en 1999, l'OPS a décidé de créer la Conférence panaméricaine sur la régulation des médicaments à laquelle, contrairement à l'ICDRA de l'OMS, l'industrie pharmaceutique participe et contribue à son financement.

L'Agence européenne des médicaments est une agence de l'Union européenne créée en 1995. Depuis 2019, elle est basée à Amsterdam. Avec la sortie du Royaume-Uni de l'Union européenne, l'agence a déménagé de Londres aux Pays-Bas.

En février 2019, les États de l'Union africaine ont signé un traité établissant l'Agence africaine des médicaments[4].

## Le Conseil international d'harmonisation (CIH)

Le Conseil international d'harmonisation (CIH), anciennement Conférence internationale d'harmonisation, a été créé en avril 1990 par des représentants d'agences réglementaires et d'associations de l'industrie pharmaceutique d'Europe, du Japon et des États-Unis.

Depuis la création du CIH en 1990, l'OMS s'est montrée réticente à participer à une initiative internationale de réglementation sanitaire lancée, promue et financée par

---

[4] Union africaine, https://au.int/sites/default/files/treaties/36892-treaty-0069_-_ama_treaty_f.pdf.

l'industrie pharmaceutique des États-Unis, de l'Union européenne et du Japon. Après des controverses internes complexes au sein de l'OMS[5], elle a opté pour le statut ambigu « d'observateur » auquel elle participe depuis 30 ans.

Lors de l'Assemblée mondiale de la santé en mai 2015, les États-Unis et l'Union européenne ont déposé un projet de résolution pour que les membres de l'OMS adoptent les normes du CIH pour les médicaments. Les pays en développement, menés par l'Argentine et la Colombie, ont réussi à faire rejeter cette tentative.

Bien que l'Assemblée mondiale de la santé de 2015 ait empêché l'adoption de normes commerciales plutôt que sanitaires, le CIH continue d'opérer en parallèle avec les agences réglementaires des pays industrialisés, l'Agence européenne et l'OMS elle-même. Le CIH a créé une culture dans laquelle les agences nationales de réglementation des médicaments ont été et continuent d'être influencées. Mais au-delà du CIH, c'est la structure et la philosophie mêmes avec lesquelles la recherche et le développement de médicaments dans les pays industrialisés se sont développés comme une entreprise et non comme un service. Une activité souvent très rentable, comme le démontrent le développement et la commercialisation de vaccins contre le COVID-19 au cours des deux dernières années.

La nécessité d'harmoniser les normes et les standards de la réglementation pharmaceutique dans un monde globalisé est

[5] En 1990, l'OMS comptait deux départements chargés des produits pharmaceutiques, avec des politiques et des stratégies différentes. Un département était très proche de l'industrie pharmaceutique européenne et américaine, et l'autre, où je me trouvais, était plus proche des pays en développement, et défendait des principes de santé publique plus clairs, et des normes pour les médicaments clairement basées sur la santé publique plutôt que sur les intérêts commerciaux de l'industrie pharmaceutique.

parfaitement évidente. Le problème est de définir les critères et les objectifs d'une telle harmonisation.

Le CIH vise à harmoniser la réglementation pharmaceutique avec pour objectif premier de protéger les marchés des entreprises qui la financent. Les agences nationales agissent sous deux pressions qui ne sont pas faciles à concilier : les intérêts commerciaux de l'industrie et le rôle de l'État dans la protection des consommateurs en garantissant la qualité, la sécurité et l'efficacité des médicaments.

Le CIH utilise des normes élevées qui ne correspondent pas aux exigences en matière de santé, mais qui servent à exclure les industries des pays en développement, c'est-à-dire à bloquer la concurrence.

Il est bien connu que de nombreuses règles promues par le CIH visent à protéger les marchés plutôt que les patients. Sous prétexte d'harmoniser les exigences réglementaires pour l'autorisation de mise sur le marché de nouveaux médicaments, les agences de réglementation des médicaments des pays les plus riches du monde et trois associations professionnelles de l'industrie pharmaceutique, réunies depuis 1990 au sein du CIH, favorisent leurs propres intérêts en imposant leurs critères d'évaluation des médicaments à tout le monde. Les normes de toxicité préconisées par le CIH favorisent parfois un développement plus rapide et moins coûteux des médicaments plutôt que la protection des patients. Les normes de qualité des médicaments préconisées par le CIH augmentent parfois les coûts de fabrication sans apporter de bénéfice à la santé publique. Il serait préférable que l'Organisation mondiale de la Santé prenne l'initiative de fixer des normes pour le développement des médicaments, en se concentrant sur les intérêts des patients[6].

L'enregistrement sanitaire, dans le cadre de la culture promue par le CIH, est devenu une autorisation de mise sur le marché, une procédure complexe, lourde et chronophage. C'est en effet la « porte d'entrée » sur le marché, ce qui lui confère une valeur commerciale.

Les enregistrements sanitaires sont considérés comme des « actifs » incorporels, et ce parce que, d'une certaine manière, le détenteur d'un enregistrement a « réussi » à passer une série de tests, pas toujours objectifs, pas toujours transparents, et pas définis en fonction des véritables « parties prenantes » des agences réglementaires, c'est-à-dire la société dans son ensemble, et non les entreprises pharmaceutiques.

L'une des conséquences de cette « culture » est le nombre excessif de médicaments en circulation dans la plupart des pays. À titre d'exemple, selon les chiffres de l'OMS, 7 500 médicaments sont autorisés à la circulation en Suisse, 12 000 en Afrique du Sud, 13 500 aux Pays-Bas, 17 000 en Colombie et 56 000 en Argentine. La dernière révision de la liste des médicaments essentiels en 2021 ne contient que 479 médicaments.

La surveillance sanitaire a été pratiquement réduite au processus administratif d'enregistrement. Bien que les BPF et les autorisations d'exploitation pour les producteurs aient une valeur importante, ce sont les enregistrements qui sont importants. En outre, les pays en développement effectuent peu de surveillance sur place et beaucoup plus d'examen de documents pour la délivrance des enregistrements sanitaires.

---

[6] "ICH : un club exclusif d'agences réglementaires et de laboratoires pharmaceutiques imposant ses règles au reste du monde", Prescrire International, août 2010 ; 19 (108) : 183-6.

## Quelques critères et objectifs d'une agence latino-américaine de réglementation des aliments et des médicaments

Il est nécessaire de créer une agence indépendante, basée principalement sur des critères de santé et répondant au niveau socio-économique, industriel et sanitaire de la région.

– Établir des normes et des standards pour garantir la qualité, la sécurité et l'efficacité des médicaments et des produits pharmaceutiques en se basant strictement sur les exigences sanitaires.

– Harmoniser les exigences en matière de commercialisation afin de faciliter le développement d'une industrie pharmaceutique régionale et d'un marché régional pour les médicaments et les dispositifs médicaux.

– Éviter les normes et les exigences technologiques qui ne correspondent pas aux besoins en matière de santé et qui peuvent constituer un obstacle au développement des industries pharmaceutiques nationales dans les pays d'Amérique latine.

– L'agence régionale de réglementation peut aider à « nettoyer » l'enregistrement sanitaire. Il y a quelques années, les pays nordiques d'Europe du Nord avaient pour règle de ne pas enregistrer un médicament s'il ne présentait pas d'avantage par rapport à ce qui existait déjà sur le marché. Aujourd'hui, nos agences régionales enregistrent des produits inutiles ou inférieurs à ce qui existe déjà sur le marché, mais qui parviennent à s'imposer grâce à une publicité et une promotion intenses.

– Une agence régionale de réglementation peut également contribuer à éviter la duplication des processus. Les exigences et les procédures peuvent être harmonisées sur la base de normes adaptées à nos besoins de santé publique, ajustées aux besoins d'une politique industrielle et, surtout, adaptées à des économies très différentes de celles des pays industrialisés.

– Développer un registre régional des médicaments plus conforme aux recommandations de l'OMS sur la sélection des médicaments.

– Promouvoir l'utilisation des médicaments génériques.

– Élaborer des normes et des critères pour l'enregistrement sanitaire des produits biologiques et des biosimilaires (génériques de produits biologiques).

– Établir des relations avec les offices nationaux des brevets afin d'harmoniser les critères de brevetabilité des médicaments dans une perspective de santé publique.

– Définir une forme de financement qui ne soit pas exclusivement basée sur les redevances payées par l'industrie pour l'enregistrement de ses produits. Cette pratique peut constituer une incitation contraire à l'intérêt de la santé, dans la mesure où plus d'enregistrements signifie plus de budget.

## Conclusions

La recherche, le développement et la commercialisation des médicaments aux États-Unis d'Amérique, dans l'Union européenne et au Japon sont des industries très rentables où le commerce et le profit économique priment sur le bien-être et la santé des citoyens. Le défi que la Colombie, Cuba et le Mexique (déclaration d'Acapulco) et l'Argentine, le Brésil, le Chili, la Colombie, Cuba et le Mexique (Bogota, réunion sur la convergence réglementaire) veulent relever aujourd'hui est de créer une agence latino-américaine du médicament où la santé passe avant tout et où les médicaments ne sont pas de simples marchandises, mais des biens publics au service de la protection et de la récupération de la santé des citoyens. Dans un marché de 500 millions de personnes, ce bien public qu'est le médicament pourra également contribuer financièrement à l'économie de la région.

# CHAPITRE 6 :

## De la notion de « médicaments essentiels » à celle de « contre-mesures médicales »

### Introduction

Un exemple de la manière dont les négociations internationales en matière de santé peuvent affaiblir et saper les concepts fondamentaux de santé publique développés par l'OMS et de nombreux pays membres de l'OMS est celui qui concerne le concept de « *médicaments essentiels* », remplacé par le terme « *mesures contre-médicales ou contre-sanitaires* ».

Le concept de « médicaments essentiels » lancé par l'OMS en 1977 en réponse à la prolifération des produits pharmaceutiques sur les marchés de nombreux pays est sans aucun doute l'un des principaux succès de cette organisation dans son histoire. Le débat sur l'accès aux diagnostics, aux vaccins et aux traitements était inclus depuis 50 ans dans le concept de médicaments essentiels.

Dans la crise provoquée par la pandémie de COVID-19, beaucoup d'entre nous ont cru qu'elle nous amènerait à repenser un monde meilleur, mais paradoxalement, dans certains domaines, elle a représenté un pas en arrière. Certains ont élaboré des termes ambigus à faible contenu de santé publique tels que « contre-mesures médicales » ou « contre-mesures sanitaires ». Ces « nouveaux » termes sont plus proches des « produits de santé » que des biens publics communs.[1]

## Le concept de médicaments essentiels

La fabrication industrielle des médicaments n'a pas encore 100 ans. Avec l'apparition des sulfamides (1935), des antibiotiques (1944) et des antituberculeux (1945), on parle de « révolution thérapeutique », de « médicaments miracles ». Ces médicaments permettent de traiter des maladies jusqu'alors mortelles et confèrent dès lors à l'industrie pharmaceutique le prestige qu'elle a connu jusqu'à la fin des années 1990[2].

Entre 1985 et 2000, le nombre de nouvelles molécules acceptées, par exemple par la FDA, a diminué des trois quarts[3]. Depuis le début des années 2000 jusqu'à aujourd'hui, nous assistons à l'avènement de médicaments biologiques qui dissocient complètement les coûts de R&D et de production des prix de vente. « Les médicaments biologiques ne représentent que 2 % des médicaments commercialisés, mais 37 % des dépenses pharmaceutiques totales aux États-Unis ».[4]

---

[1] Pendant la pandémie de COVID-19, lors de l'Assemblée mondiale de la santé de 2020, plus de dix chefs d'État ont qualifié les futurs vaccins de biens publics.

[2] G. Velásquez, revue "Tiers-Monde", des PUF (Presses Universitaires de France), Tome XXXII - N0. 127, juillet-septembre 1991.

[3] Voir Ph. Even et B. Debré " Guide de 4 000 médicaments, utiles, inutiles ou dangereux " Ed. Cherche Midi, Paris, 2012.

[4] JAMA, "5 Reasons Biologics Remain Expensive", https://medicalaffairsspecialist.org/blog/5-reasons-biologics-remain-expensive .

On peut donner quelques exemples de ces « nouveaux » médicaments, très efficaces, mais qui ne sont pas accessibles à tous ceux qui en ont besoin : « Sofosbuvir » (2014) contre l'hépatite C de la firme américaine Gilead, 84 000 dollars pour un traitement de trois mois. Orkambi (2015) pour la fibrose chez les enfants de 2 ans, de la firme américaine Vertex, 133 000 US par dose. Kymriah (2018) pour la leucémie, de l'entreprise suisse Novartis, 320 000 euros ; Zolgensma (2019) pour l'atrophie musculaire chez les nouveau-nés, de l'entreprise suisse Novartis 2 100 000 US par dose [56] ; Hemgenix « Hemophilia Gene Therapy » (2023) le médicament le plus cher de l'histoire de l'industrie pharmaceutique, un traitement à dose unique coûtant 3,5 millions de dollars US, de l'entreprise américaine CSL Behring[7].

Le débat sur les médicaments essentiels est né après le boom du développement industriel de l'industrie pharmaceutique. Entre 1950 et 1960, par exemple, 3800 nouveaux produits avaient été introduits sur le marché américain, et entre 1960 et 1970, le rythme des nouveaux produits entrant sur le marché s'est encore accéléré.

Face à cette prolifération de produits sur le marché, qui posait de multiples problèmes de contrôle de qualité et d'accès, et compte tenu de l'expérience inspirante de certains pays, comme le Pérou et le Sri Lanka, qui avaient adopté

---

[5] Swissinfo "Comment un médicament peut-il coûter 2,1 millions de dollars ?" https://www.swissinfo.ch/eng/business/explainer_how-can-a-drug-cost-2-1-million/44996728 .

[6] Annett, S. Pharmaceutical drug development : high drug prices and the hidden role of public funding. *BIOLOGIA FUTURA* 72, 129-138 (2021). https://doi.org/10.1007/s42977-020-00025-5.

[7] Miryan Naddaf, Nature Magazine, "$3.5-Million Hemophilia Gene Therapy is World's Most Expensive Drug", décembre 2022, https://www.scientificamerican.com/article/3-5-million-hemophilia-gene-therapy-is-worlds-most-expensive-drug/ .

l'approche des « médicaments de base » ou « médicaments essentiels » pour améliorer l'accès de leur population à des médicaments adéquats, l'OMS a mis en place en 1977 un comité d'experts chargé de répondre à la question suivante : combien de médicaments sont réellement nécessaires pour répondre aux besoins de la population ? Après avoir conclu que quelque 220 médicaments pouvaient être considérés comme essentiels à la bonne pratique de la médecine, le Comité a établi une liste modèle.

## La liste modèle des médicaments essentiels

> *« Les médicaments essentiels sont ceux qui répondent aux besoins prioritaires d'une population en matière de soins de santé. Ils sont sélectionnés en tenant compte de la prévalence de la maladie et de son importance pour la santé publique, des preuves de leur efficacité et de leur sécurité, et de leur rapport coût-efficacité comparatif. Ils sont censés être disponibles à tout moment dans des systèmes de santé opérationnels, sous des formes pharmaceutiques appropriées, d'une qualité garantie et à des prix abordables pour la population et les systèmes de santé ».*[8]

Le premier modèle de liste de médicaments essentiels, publié en 1977 par l'OMS, a déclenché une forte controverse internationale dans le secteur de la santé. Indignation, surprise, hostilité du corps médical et même résistance de l'industrie pharmaceutique. Le Syndicat national de l'Industrie pharmaceutique française, par exemple, réagit très vivement à la publication de la liste des médicaments essentiels, dans une lettre au journal Le Monde : « Au nom de quel principe une organisation, même internationale, peut-elle conseiller de

[8] OMS, EML 23r revision, 2023, https://iris.who.int/bitstream/handle/10665/371291/WHO-MHP-HPS-EML-2023.01-eng.pdf?sequence=1.

limiter les armes existantes dans la lutte contre la maladie, sachant qu'une partie de la population est en danger, sachant qu'une partie de la population sera privée des soins correspondant à ses besoins ? ». (Le Monde, Paris, 3 janvier 1979).

Aujourd'hui, quarante ans plus tard, dans les pays développés comme dans les pays en développement, personne dans les milieux scientifiques ou académiques ne remet sérieusement en cause le principe de la liste des médicaments essentiels recommandée par l'OMS. Depuis 1977, cette liste est révisée tous les deux ans. La version actuelle, mise à jour en juillet 2023, est la 23e liste des médicaments essentiels[9].

« Les médicaments essentiels sont aujourd'hui liés aux biens publics, aux droits de l'homme et à une révolution de la santé publique fondée sur les soins de santé primaires. Cependant, pour des centaines de millions de personnes, la jouissance de ce bien public, la jouissance de ce droit de l'homme et la participation à cette révolution sanitaire sont inaccessibles. Cette publication est donc l'histoire d'un défi, mais aussi d'une histoire inachevée.... ».[10]

Le principe de la sélection et de la limitation des médicaments n'est ni nouveau, ni une caractéristique de la « médecine de second rang pour les pays sous-développés ». Bien avant que cette recommandation ne soit proclamée par l'OMS, cette mesure était pratiquée par les hôpitaux les plus renommés des Etats-Unis, de Suède, des Pays-Bas, de Suisse, etc. Les hôpitaux de ces pays travaillent avec des listes de 300

---

[9] Listes modèles de médicaments essentiels de l'OMS, https://www.who.int/groups/expert-committee-on-selection-and-use-of-essential-medicines/essential-medicines-lists .

[10] Avant-propos signé par Halfdan Mahler, ancien directeur de l'OMS, dans le livre de F. Antezana et X. Seuba. Seuba "Medicamentos esenciales, historia de un desafio" ed. ICARIA, Barcelona, 2008.

à 500 médicaments, ce qui démontre la rationalité économique et thérapeutique de cette mesure.

Les changements recommandés lors de la dernière révision de la liste des médicaments essentiels en 2023 portent le nombre total de médicaments (y compris les combinaisons à dose fixe) dans la liste des médicaments essentiels à 502 produits (contre 479 en 2021)[11].

« En raison des grandes différences qui existent d'un pays à l'autre, l'élaboration d'une liste uniforme et universellement applicable n'est ni réaliste ni acceptable ».[12] Il incombe donc à chaque pays d'adapter la liste modèle OMS des médicaments essentiels à sa situation économique et sociale et à ses politiques de santé. La liste de l'OMS est un modèle dont les pays peuvent s'inspirer pour déterminer leurs propres priorités et choix. Toutefois, les principaux critères de sélection des produits pour une liste nationale de médicaments essentiels sont les suivants :

– les besoins thérapeutiques en fonction des pathologies prévalant dans le pays

– l'efficacité, la sécurité et la qualité des médicaments

– les moyens de diagnostic et de traitement disponibles dans le pays

– la formation et l'expérience du personnel disponible

– les ressources financières disponibles et le coût des médicaments

[11] OMS, EML 23r revision, 2023, https://iris.who.int/bitstream/handle/10665/371291/WHO-MHP-HPS-EML-2023.01-eng.pdf?sequence=1.

[12] OMS, Rapports techniques, n° 796, Liste modèle des médicaments essentiels, Genève, 1990.

– les médicaments contenant une seule substance active (à de rares exceptions près).

## Programme d'action sur les médicaments essentiels

L'établissement d'une liste nationale n'entraîne pas nécessairement la mise en œuvre de la liste ou du concept de médicaments essentiels. Dans certains pays, la nouvelle liste reste « lettre morte ». De nombreux pays continuent d'importer et d'utiliser des médicaments non essentiels, coûteux et inutiles. Pour résoudre les problèmes posés par l'achat et l'utilisation des médicaments, la liste des médicaments essentiels devait s'inscrire dans le cadre d'une politique pharmaceutique, composante d'une politique nationale de santé. En 1981, l'OMS a mis en place le Programme d'action pour les médicaments essentiels. Le programme d'action sur les médicaments essentiels a été créé en tant que programme opérationnel pour aider les pays à élaborer des politiques nationales en matière de médicaments.

« L'objectif du programme d'action sur les médicaments essentiels est de collaborer avec les pays pour assurer l'approvisionnement régulier, au coût le plus bas possible, et l'utilisation rationnelle d'un nombre défini de médicaments et de vaccins de qualité, de sécurité et d'efficacité acceptables ».[13]

Pour atteindre cet objectif, le programme aide les pays à élaborer et à mettre en place des politiques pharmaceutiques nationales fondées sur le concept des médicaments essentiels et sur la politique des soins de santé primaires.

---

[13] Cf. OMS, Programme mondial à moyen terme, Médicaments et vaccins essentiels, BDV/MTP/88,1.

## Composantes d'une politique pharmaceutique nationale

Les composantes d'une politique pharmaceutique nationale peuvent être regroupées sous huit rubriques principales :

– Sélection des médicaments : identification des besoins thérapeutiques ; quantification ; information ; études d'utilisation.

– Approvisionnement en médicaments : approvisionnement, fabrication, formulation locale, distribution, logistique.

– Utilisation rationnelle des médicaments : formation et information sur les médicaments à usage humain.

– les médecins, les pharmaciens, les autres spécialistes de la santé et le grand public.

– Assurance qualité : des médicaments produits, achetés et vendus.

– Législation et réglementation : lois et règlements, autorités de contrôle.

– Ressources financières : analyse des besoins financiers, méthodes de financement ;

– Transfert et développement de technologies, recherche et développement pharmaceutiques.

– Développement du potentiel des connaissances et des ressources thérapeutiques locales.

– Stratégies de gestion de la propriété intellectuelle dans le secteur pharmaceutique du point de vue de la santé publique.

## Situation actuelle et perspectives

L'accès aux médicaments essentiels reste très critique, pour des raisons telles que la rareté des ressources, l'inadéquation des infrastructures et le manque de personnel technique et de gestion, en particulier dans les pays en développement. Ces problèmes ont été exacerbés ces dernières années, notamment lors de la pandémie de COVID-19, par l'utilisation généralisée des brevets dans les pays en développement à la suite de la création de l'Organisation mondiale du commerce (OMC) en 1995 et de l'adoption de l'accord sur les ADPIC (aspects des droits de propriété intellectuelle qui touchent au commerce).

La relation entre les secteurs public et privé reste une question clé pour la réalisation des objectifs de la politique des médicaments essentiels, une question qui n'est pas claire pour l'OMS et qui n'est toujours pas résolue.

En 2002, dans un article[14] publié il y a 20 ans, célébrant les 25 ans du concept de « médicaments essentiels », les auteurs déclaraient déjà à l'époque : « Pour les médicaments plus récents, l'accord de l'Organisation mondiale du commerce (OMC) sur les aspects des droits de propriété intellectuelle qui touchent au commerce ("'ADPIC »') a établi pour les membres de l'OMC un minimum mondial de protection par brevet. De nombreux experts prévoient qu'à moins que les pays ne mettent en œuvre de manière adéquate les sauvegardes de l'accord ADPIC et que de nouveaux progrès ne soient réalisés dans la résolution de certaines des questions en suspens relatives à l'accord ADPIC, le prix des nouveaux

[14] Quick JD, Hogerzeil HV, Velásquez G, Rago « Vingt-cinq ans de médicaments essentiels ».
WHO, 2002;80(11):913-4.PMID : 12481216
https://pubmed.ncbi.nlm.nih.gov/12481216/.

médicaments sera inabordable pour plusieurs millions de personnes ».

## D'où vient l'expression « contre- mesures médicales ou sanitaires » ?

L'Institut O'Neill de l'Université de Georgetown à Washington est un centre collaborateur de l'OMS, qui a organisé en novembre 2023 une réunion d'experts[15] pour « soutenir les travaux de l'Assemblée mondiale de la santé (AMS) et de l'Organe intergouvernemental de négociation d'un futur traité sur les pandémies ». (INB). Cette réunion, qui a suivi les « règles de Chatham House »,[16] a donné lieu à la publication d'un document qui résume les discussions, élabore et introduit le terme de « contre-mesures techniques ou sanitaires » afin de soutenir les travaux de l'AMS et de l'INB « Ce rapport résume les principaux thèmes qui ont émergé au cours de la réunion, à l'intention des décideurs politiques et de la communauté internationale, qui pourront s'en servir pour réfléchir à la manière d'aller de l'avant ».[17]

---

[15] Des « experts » représentant « toutes les régions de l'OMS dans des disciplines aussi diverses que la santé mondiale, le droit, les droits de l'homme, la science biomédicale, les services financiers, la société civile, la propriété intellectuelle, l'industrie des sciences de la vie, la conception d'essais cliniques, les pouvoirs publics, la santé au détail, la défense des patients, l'environnement, le monde universitaire et l'équité en matière de santé », indique le document.

[16] En vertu de la « règle de Chatham House », toute personne participant à une réunion est libre d'utiliser les informations du débat, mais ne peut pas révéler qui a fait tel ou tel commentaire. Cette règle est un système permettant d'organiser des débats et des tables rondes sur des questions controversées. Elle tire son nom du siège londonien de l'Institut royal des affaires internationales, où elle a vu le jour en juin 1927.

[17] O'NEIL INSTITUTE, "Emergency Countermeasure Development and Deployment", novembre 2023. Disponible sur

Le rapport de synthèse[18] précise « qu'il ne s'agit pas d'un document de consensus, mais d'une compilation des diverses idées et perspectives offertes par des experts participant à titre individuel et non en tant que représentants de leurs organisations respectives. La présentation d'un panorama de points de vue est intentionnelle et aucun expert n'est censé souscrire à chacun des points contenus dans le rapport. En fait, il est probable que les experts individuels ne seront pas d'accord avec de nombreuses déclarations incorporées dans le présent document. En outre, le langage utilisé dans ce document n'implique pas l'approbation institutionnelle des organisations représentées par les participants ». Malgré ce préambule prudent, le rapport indique clairement dès l'introduction que **les contre-mesures d'urgence sont des vaccins, des diagnostics et des traitements.**

Dans un article publié dans *Lancet*[19] et signé par Roland Alexander Driece, Precious Matsoso et al. (coprésidents du INB et participants à la réunion de l'Institut O'Neil selon les règles de Chatham House), le terme « **contre-mesures** » est introduit pour désigner les vaccins, les médicaments et les diagnostics.

Les conclusions du rapport de l'Institut O'Neil indiquent clairement que « nous devons développer des **contre-mesures pertinentes, acceptables et efficaces** en temps opportun » et omettent de mentionner que ces contre-mesures

https://oneill.law.georgetown.edu/publications/emergency-countermeasure-development-and-deployment/ .

[18] *Idem.*

[19] Roland Alexander Driece, Precious Matsoso et al. "A WHO pandemic instrument : substantive provisions required to address global shortcomings", The Lancet, 29 avril 2023. https://www.thelancet.com/action/showPdf?pii=S0140-6736%2823%2900687-6.

sont des diagnostics, des vaccins et des médicaments, c'est-à-dire qu'ils peuvent faire partie des **médicaments essentiels**.

# Conclusions finales

De pandémies futures sont inéluctables, en raison de multiples causes que nous n'abordons pas dans ce livre - en raison des inégalités sociales ou des difficultés croissantes d'accès à la santé pour tous, des changements climatiques ou géopolitiques-. Cet ouvrage propose de contribuer aux réflexions en cours, à l'Organisation mondiale de la Santé, pour préparer des réponses plus justes à ces futures pandémies.

Pour préparer des réponses adéquates aux futurs défis en santé globale dans le domaine de l'accès aux médicaments, nous avons évoqué au chapitre premier les défis actuels et les scénarios futurs possibles. Trois scénarios semblent envisageables : la poursuite du statu quo actuel, avec une Organisation mondiale de la Santé affaiblie ; un déplacement croissant des décisions sur la santé mondiale entre les mains du G7 ; le développement de solutions régionales.

Face à l'incapacité du système multilatéral à adopter des solutions globales, des initiatives et des solutions régionales pourraient en effet offrir des solutions plus adaptées. Il peut s'agir de la fabrication régionale de vaccins et de fournitures médicales, de la création d'agences régionales du médicament dotées de normes sanitaires favorisant la santé et la production régionales (l'Agence du médicament pour l'Amérique latine et les Caraïbes - AMLAC - proposée par certains pays d'Amérique latine, ou l'Agence africaine du médicament, en cours de création), ainsi que d'une approche régionale des règles de propriété intellectuelle, de l'utilisation des flexibilités de l'Accord sur les aspects des droits de propriété intellectuelle qui touchent au commerce (ADPIC), de la coopération et du renforcement de la coopération sud-sud. Cette nouvelle dynamique régionale pourrait en même temps permettre un retour à des relations multilatérales plus équitables à l'avenir, dans l'intérêt et le bien-être de tous.

Le soutien à la santé dans les pays du Sud, et notamment l'accès aux médicaments dans le cadre de pandémies, dépendent en partie des fonds de la coopération au développement. Ceux-ci ne représentent qu'une petite partie des investissements réalisés dans les pays en développement pour soutenir leurs systèmes de santé. Cependant, ces fonds de soutien à la santé au Sud ne vont pas tous directement aux pays en développement, mais transitent en grande partie par des consortiums public-privé et d'autres entités telles que le Fonds mondial, le CEPI, la COVAX, la Fondation de l'OMS et le FIF de la Banque mondiale. Près de la moitié de l'aide est destinée à l'achat de médicaments et de vaccins produits dans un petit groupe de pays développés, qui sont pratiquement les mêmes que ceux qui approvisionnent ces consortiums publics-privés.

L'impasse de l'arène multilatérale en santé mondiale réside en partie dans l'origine de son financement, comme nous l'avons vu dans le Chapitre 2. La gestion de COVID-19 par le CEPI, COVAX, et la création récente de la Fondation OMS et du FIF à la Banque mondiale, indiquent que les pays industrialisés préfèrent et cherchent à imposer une gestion de la santé mondiale régie par des consortiums public-privé conçus par ces pays. Pour sa part, l'OMS - qui a été autorisée à augmenter symboliquement son budget public – pourrait n'agir qu'en tant qu'observateur sans droit de vote et fournissant une assistance technique aux consortiums public-privé qui prendront les décisions.

Le discours dit que l'OMS coordonne et gouverne, mais dans la pratique elle se limiterait à donner des recommandations techniques et à observer le processus de décision dans les instances où elle n'est qu'observatrice. Le rôle de la « Fondation de l'OMS », qui n'a jamais été approuvée par les organes directeurs de l'OMS, est ambigu et les mécanismes visant à éviter les conflits d'intérêts ne sont pas suffisamment clairs.

Le G7 et, après lui, le G20 vont-ils prendre les rênes et imposer leur vision de la gestion de la santé mondiale ?

Les discours internationaux récents, l'Assemblée mondiale de la santé 2022, les rapports du G7 et du G20, parlent de renforcer le rôle de l'OMS, comme une leçon de l'épidémie de COVID-19. C'est dans ce sens que l'on peut comprendre la décision de l'Assemblée mondiale de la santé d'augmenter progressivement le budget public ordinaire jusqu'à 50 % de contributions publiques d'ici 2028-2029. Cependant, l'augmentation totale des contributions au budget public ordinaire de l'organisation ne représenterait qu'une augmentation de 1,2 milliard de dollars, que l'on pourrait comparer avec perplexité aux milliards que les entités et mécanismes mentionnés ci-dessus géreront ou aspirent à gérer.

Nous avons vu comment la solidarité internationale n'a pas permis de garantir l'accès aux vaccins, aux diagnostics et aux traitements. La crise du COVID-19 a amené la communauté internationale à réfléchir à la nécessité d'un Traité international contraignant sur les pandémies. Alors que la pandémie se poursuit, la Russie lance une guerre insensée et coûteuse contre l'Ukraine, et l'Alliance atlantique se lance dans une course aux armements qui risque de détourner les investissements urgents en matière de santé vers l'achat d'armes. Une véritable préparation aux futures pandémies exige clairement de renforcer le secteur de la santé publique, y compris l'OMS, et le financement qui est actuellement dispersé entre une multitude d'entités et de mécanismes qui fragmentent le système de santé mondial au lieu de le rendre plus cohérent et plus robuste.

Concernant le Traité contraignant visant à prévenir les futures pandémies, en négociations à l'OMS depuis presque trois ans, il faut reconnaître que celui-ci est loin de répondre de manière adéquate aux défis soulevés lors de la crise du COVID-19.

Si de nouvelles négociations doivent avoir lieu, comme l'a décidé l'Assemblée mondiale de la santé de 2024, la première chose à faire serait d'analyser, d'identifier et de reconnaître les raisons pour lesquelles les négociations ont échoué dans les délais prévus. Il ne s'agit pas simplement de poursuivre les négociations pour « affiner le projet actuel ». Le document devrait être substantiellement reformulé pour contenir des mesures juridiquement contraignantes afin d'aborder la question de l'accès à la Recherche & le Développement et aux technologies nécessaires à la production de médicaments essentiels pour les futures pandémies.

La recherche, le développement et la commercialisation de médicaments aux États-Unis d'Amérique, dans l'Union européenne et au Japon sont des industries très rentables où le commerce et le profit priment sur le bien-être et la santé des citoyens. L'approche régionale que la Colombie, Cuba et le Mexique (déclaration d'Acapulco) et l'Argentine, le Brésil, le Chili, la Colombie, Cuba et le Mexique (Bogota, réunion sur la convergence réglementaire) veulent adopter aujourd'hui est une nouvelle façon d'envisager la R&D, la fabrication et la commercialisation des médicaments.

Le défi auquel nous sommes confrontés aujourd'hui est de faire en sorte que la santé passe avant tout, que les médicaments ne soient pas de simples marchandises mais des biens publics qui servent à protéger et à restaurer la santé des citoyens. La création d'agences régionales, telles que les agences du médicament d'Amérique latine et d'Afrique, pourrait répondre à ce défi. Dans un marché de 500 millions de personnes, comme c'est le cas en Amérique latine, le bien public que constituent les médicaments pourrait par ailleurs également contribuer financièrement à l'économie de la région.

Le concept de « médicaments essentiels » lancé par l'OMS en 1977 en réponse à la prolifération des produits pharmaceutiques sur les marchés de nombreux pays est sans aucun doute l'une des plus grandes réalisations de cette organisation dans son histoire. À partir de ce concept, la plupart des pays du monde ont élaboré des politiques nationales en matière de médicaments, des théories sur les médicaments en tant que biens publics ont été développées et beaucoup d'entre nous ont soutenu que l'accès aux médicaments essentiels était un droit des citoyens.

La crise provoquée par la pandémie de COVID-19, dont beaucoup d'entre nous pensaient qu'elle nous amènerait à repenser un monde meilleur, a paradoxalement constitué dans certains domaines un pas en arrière. Le débat sur l'accès aux diagnostics, vaccins et traitements, inclus depuis 50 ans dans le concept de médicaments essentiels, a conduit certains à développer des termes ambigus et peu porteurs de santé publique, tels que « contre-mesures médicales » ou « contre-mesures sanitaires ». Ces nouveaux termes sont plus proches des « produits de santé » marchandisés que des biens publics communs.

Dans le chapitre 6 sur les médicaments essentiels - biens publics ou simples marchandises ? nous discutons ainsi de la manière dont le concept fondamental de « médicaments essentiels » semble être remplacé par le concept de « mesures contre-médicales ou contre-sanitaires ». Il s'agit là d'un exemple de la manière dont les négociations internationales en matière de santé peuvent affaiblir et saper les concepts fondamentaux de santé publique développés par l'OMS et nombre de ses pays membres.

Aujourd'hui, les politiques relatives aux médicaments essentiels sont mises en œuvre dans la plupart des pays au sein de leurs institutions ou systèmes de soins de santé. Pourquoi ce changement ? La désorganisation de la santé mondiale : la privatisation de l'OMS, l'implication du G7 et du G20 dans la santé mondiale, l'émergence d'une multitude de nouveaux acteurs, la tendance et la pression des pays développés à tout laisser entre les mains d'entités public-privé ?

Dans ce nouveau scénario, et probablement en partie à cause de lui, les produits pharmaceutiques et les nouvelles thérapies des dix dernières années arrivent sur des marchés inaccessibles même à de nombreux systèmes de santé des pays développés. Nous allons donc répéter l'injustice d'il y a 20 ans, lorsque les premiers antirétroviraux pour le SIDA sont arrivés, laissant une fois de plus la grande majorité de la population mondiale vivant dans les pays en développement exclue des progrès et des découvertes des sciences de la santé.

Se préparer aux futures pandémies demande de se poser cette question de fond : comment préserver l'intérêt public, la défense des biens publics communs et la protection des droits de l'homme dans la prévention, la préparation et la réponse aux pandémies actuelles et futures.

# ANNEXE :

## Documents de recherche récents du South Centre sur la santé publique

| N°. | Date | Titre | Auteurs |
|---|---|---|---|
| 96 | Août 2019 | Antivirales de acción directa para la Hepatitis C : evolución de los criterios de patentabilidad y su impacto en la salud pública en Colombia | Francisco A. Rossi B. y Claudia M. Vargas P. |
| 100 | Décembre 2019 | Medicines and Intellectual Property: 10 Years of the WHO Global Strategy | Germán Velásquez |
| 101 | Décembre 2019 | Second Medical Use Patents – Legal Treatment and Public Health Issues | Clara Ducimetière |
| 103 | février 2020 | Eighteen Years After Doha: An Analysis of the Use of Public Health TRIPS Flexibilities in Africa | Yousuf A Vawda & Bonginkosi Shozi |
| 104 | Mars 2020 | Antimicrobial Resistance: Examining the Environment | Mirza Alas |

| | | | |
|---|---|---|---|
| | | as Part of the One Health Approach | |
| 105 | Mars 2020 | Intersección entre competencia y patentes: hacia un ejercicio pro-competitivo de los derechos de patente en el sector farmacéutico | María Juliana Rodríguez Gómez |
| 107 | Avril 2020 | Guide for the Granting of Compulsory Licenses and Government Use of Pharmaceutical Patents | Carlos M. Correa |
| 108 | Avril 2020 | Public Health and Plain Packaging of Tobacco: An Intellectual Property Perspective | Thamara Romero |
| 112 | Juin 2020 | La judicialización del derecho a la salud | Silvina Andrea Bracamonte and José Luis Cassinerio |
| 113 | Juin 2020 | La evolución de la jurisprudencia en materia de salud en Argentina | Silvina Andrea Bracamonte and José Luis Cassinerio |
| 114 | Juin 2020 | Equitable Access to COVID-19 Related Health Technologies: A Global Priority | Zeleke Temesgen Boru |
| 116 | Août 2020 | The TRIPS Agreement Article 73 Security Exceptions and the COVID-19 Pandemic | Frederick Abbott |

| | | | |
|---|---|---|---|
| 118 | Septembre 2020 | Re-thinking Global and Local Manufacturing of Medical Products After COVID-19 | Dr. Germán Velásquez |
| 119 | Octobre 2020 | TRIPS Flexibilities on Patent Enforcement : Lessons from Some Developed Countries Relating to Pharmaceutical Patent Protection | Joshua D. Sarnoff |
| 120 | Octobre 2020 | Patent Analysis for Medicines and Biotherapeutics in Trials to Treat COVID-19 | Srividya Ravi |
| 121 | Novembre 2020 | The World Health Organization Reforms in the Time of COVID-19 | Germán Velásquez |
| 124 | Novembre 2020 | Practical Implications of 'Vaccine Nationalism': A Short-Sighted and Risky Approach in Response to COVID-19 | Muhammad Zaheer Abbas, PhD |
| 125 | Décembre 2020 | Designing Pro-Health Competition Policies in Developing Countries | Vitor Henrique Pinto Ido |
| 126 | Décembre 2020 | How Civil Society Action can Contribute to Combating Antimicrobial Resistance | Mirza Alas Portillo |
| 129 | Mars 2021 | The TRIPS waiver proposal: an urgent measure to expand access to the COVID-19 vaccines | Henrique Zeferino de Menezes |
| 133 | Août 2021 | Malaria and Dengue: Understanding two infectious diseases affecting | By Mirza Alas |

| | | | |
|---|---|---|---|
| | | developing countries and their link to climate change | |
| 134 | Septembre 2021 | Restructuring the Global Vaccine Industry | Felix Lobo |
| 135 | Septembre 2021 | Implementation of a TRIPS Waiver for Health Technologies and Products for COVID-19: Preventing Claims Under Free Trade and Investment Agreements | Carlos M. Correa, Nirmalya Syam and Daniel Uribe |
| 136 | Septembre 2021 | Canada's Political Choices Restrain Vaccine Equity: The Bolivia-Biolyse Case | Muhammad Zaheer Abbas |
| 140 | Novembre 2021 | Del SIDA al COVID-19 : La OMS ante las crisis sanitarias globales | Germán Velásquez |
| 141 | Novembre 2021 | Utilising Public Health Flexibilities in the Era of COVID-19: An Analysis of Intellectual Property Regulation in the OAPI and MENA Regions | Yousuf A Vawda and Bonginkosi Shozi |
| 142 | 4 janvier 2022 | Competition Law and Access to Medicines: Lessons from Brazilian Regulation and Practice | Matheus Z. Falcão, Mariana Gondo and Ana Carolina Navarrete |
| 143 | 11 janvier 2022 | Direito Brasileiro da Concorrência e Acesso à Saúde no Brasil: Preços Exploratórios no Setor de Medicamentos | Bruno Braz de Castro |

| | | | |
|---|---|---|---|
| 144 | 27 janvier 2022 | A TRIPS-COVID Waiver and Overlapping Commitments to Protect Intellectual Property Rights Under International IP and Investment Agreements | Henning Grosse Ruse-Khan and Federica Paddeu |
| 145 | 9 février 2022 | The Right to Health in Pharmaceutical Patent Disputes | Emmanuel Kolawole Oke |
| 146 | 16 février 2022 | A Review of WTO Disputes on TRIPS: Implications for Use of Flexibilities for Public Health | Nirmalya Syam |
| 147 | 28 février 2022 | Can Negotiations at the World Health Organization Lead to a Just Framework for the Prevention, Preparedness and Response to Pandemics as Global Public Goods? | Viviana Muñoz Tellez |
| 147 | 28 février 2022 | Les négociations au sein de l'Organisation mondiale de la Santé peuvent-elles aboutir à un cadre juste pour la prévention, la préparation et la riposte aux pandémies en tant que bien public mondial ? | Viviana Muñoz Tellez |
| 147 | 28 février 2022 | ¿Podrán las negociaciones en la organización mundial de la salud resultar en un marco justo para la prevención, la preparación y la respuesta ante pandemias como bienes públicos globales? | Viviana Muñoz Tellez |

| | | | |
|---|---|---|---|
| 152 | 21 avril 2022 | An Examination of Selected Public Health Exceptions in Asian Patent Laws | Kiyoshi Adachi |
| 153 | 26 avril 2022 | Patent Analysis for Medicines and Biotherapeutics in Trials to Treat COVID-19 | Srividya Ravi |
| 154 | 9 mai 2022 | COVID-19 Vaccines as Global Public Goods : between life and profit | Katiuska King Mantilla and César Carranza Barona |
| 158 | 15 juin 2022 | Twenty Years After Doha: An Analysis of the Use of the TRIPS Agreement's Public Health Flexibilities in India | Muhammad Zaheer Abbas, PhD |
| 143 | 11 janvier 2022 | Brazilian Competition Law and Access to Health in Brazil: Exploitative Pricing in the Pharmaceutical Sector | Bruno Braz de Castro |
| 166 | 6 octobre 2022 | Lessons From India's Implementation of Doha Declaration on TRIPS and Public Health | Nanditta Batra |
| 168 | 28 octobre 2022 | TRIPS Flexibilities and Access to Medicines: An Evaluation of Barriers to Employing Compulsory Licenses for Patented Pharmaceuticals at the WTO | Anna S.Y. Wong, Clarke B. Cole, Jillian C. Kohler |
| 169 | 8 novembre 2022 | The WTO TRIPS Decision on COVID-19 Vaccines: What is Needed to Implement it? | Carlos M. Correa and Nirmalya Syam |

| | | | |
|---|---|---|---|
| 170 | 17 novembre 2022 | Left on Our Own: COVID-19, TRIPS-Plus Free Trade Agreements, and the Doha Declaration on TRIPS and Public Health | Melissa Omino and Joanna Kahumbu |
| 171 | 29 novembre 2022 | Pautas para el Examen de Solicitudes de Patentes Relacionadas con Productos Farmacéuticos | Carlos M Correa |
| 171 | 31 janvier 2022 | Directives pour l'examen des demandes de brevet relatives aux produits pharmaceutiques | Carlos M Correa |
| 173 | 7 février 2023 | Analysis of COVID-Related Patents for Antibodies and Vaccines | Kausalya Santhanam |
| 174 | 13 février 2023 | Leading and Coordinating Global Health: Strengthening the World Health Organization | Nirmalya Syam |
| 175 | 22 mars 2023 | Experiencias internacionales sobre la concesión de licencias obligatorias por razones de salud pública | Catalina de la Puente, Gastón Palopoli, Constanza Silvestrini, Juan Correa |
| 176 | 29 mars 2023 | De dónde viene y a dónde va el financiamiento para la salud mundial | Germán Velásquez |
| 178 | 22 mai 2023 | A Response to COVID-19 and Beyond: Expanding African Capacity in Vaccine Production | Carlos M. Correa |

| | | | |
|---|---|---|---|
| 179 | 14 juillet 2023 | Reinvigorating the Non-Aligned Movement for the Post-COVID-19 Era | Yuefen Li, Daniel Uribe and Danish |
| 180 | 9 août 2023 | Neglected Dimension of the Inventive Step as Applied to Pharmaceutical and Biotechnological Products: The case of Sri Lanka's patent law | Ruwan Fernando |
| 184 | 15 septembre 2023 | Promoting Jordan's Use of Compulsory Licensing During the Pandemic | Laila Barqawi |
| 186 | 14 novembre 2023 | Patentamiento de anticuerpos monoclonales. El caso de Argentina | Juan Correa, Catalina de la Puente, Ramiro Picasso y Constanza Silvestrini |
| 188 | 7 décembre 2023 | The Intersection Between Intellectual Property, Public Health and Access to Climate-Related Technologies | Lívia Regina Batista |
| 190 | 24 janvier 2024 | Implementing the Doha Declaration in OAPI Legislation: Do Transition Periods Matter? | Patrick Juvet Lowé Gnintedem |
| 191 | 25 janvier 2024 | TRIPS Waiver Decision for Equitable Access to Medical Countermeasures in the Pandemic: COVID-19 Diagnostics and Therapeutics | Nirmalya Syam and Muhammad Zaheer Abbas, PhD |

| | | | |
|---|---|---|---|
| 192 | 30 janvier 2024 | Pautas para el examen de patentes sobre anticuerpos monoclonales | Juan Correa, Catalina de la Puente, Ramiro Picasso y Constanza Silvestrini |
| 193 | 2 février 2024 | Desafíos actuales y posibles escenarios futuros de la salud mundial | Germán Velásquez |
| 194 | 15 février 2024 | Implementation of TRIPS Flexibilities and Injunctions: A Case Study of India | Shirin Syed |
| 195 | 6 mars 2024 | Régimen de licencias obligatorias y uso público no comercial en Argentina | Juan Ignacio Correa |
| 196 | 19 avril 2024 | Licencias obligatorias para exportación: operacionalización en el orden jurídico argentino | Valentina Delich |
| 197 | 28 mai 2024 | Compulsory Licensing as a Remedy Against Excessive Pricing of Life-Saving Medicines | Behrang Kianzad |
| 201 | 27 juin 2024 | Antimicrobial Resistance: Optimizing Antimicrobial Use in Food-Producing Animals | Viviana Munoz Tellez |
| 202 | 28 juin 2024 | Constraints to and Prospects for Sustainable Livestock Sector Practices in Argentina with Emphasis on Antimicrobial Usage | David Oseguera Montiel |

| | | | |
|---|---|---|---|
| 203 | 11 juillet 2024 | The Vaccine Industry After the COVID-19 Pandemic: An International Perspective | Felix Lobo |
| 204 | 24 juillet 2024 | Negotiating Health and Autonomy: Data Exclusivity, Healthcare Policies and Access to Pharmaceutical Innovations | Henrique Zeferino De Menezes, Julia Paranhos, Ricardo Lobato Torres, Luciana Correia Borges, Daniela De Santana Falcão et Gustavo Soares Felix Lima |
| 206 | 28 aout 2024 | Equity and Pandemic Preparedness: Navigating the 2024 Amendments to the International Health Regulations | Nirmalya Syam |
| 208 | 10 septembre 2024 | Catalyzing Policy Action to Address Antimicrobial Resistance: Next Steps for Global Governance | Anthony D. So |

## Table des matières

## Structures éditoriales du groupe L'Harmattan

**L'Harmattan Italie**
Via degli Artisti, 15
10124 Torino
harmattan.italia@gmail.com

**L'Harmattan Hongrie**
Kossuth l. u. 14-16.
1053 Budapest
harmattan@harmattan.hu

**L'Harmattan Sénégal**
10 VDN en face Mermoz
BP 45034 Dakar-Fann
senharmattan@gmail.com

**L'Harmattan Cameroun**
TSINGA/FECAFOOT
BP 11486 Yaoundé
inkoukam@gmail.com

**L'Harmattan Burkina Faso**
Achille Somé – tengnule@hotmail.fr

**L'Harmattan Guinée**
Almamya, rue KA 028 OKB Agency
BP 3470 Conakry
harmattanguinee@yahoo.fr

**L'Harmattan RDC**
185, avenue Nyangwe
Commune de Lingwala – Kinshasa
matangilamusadila@yahoo.fr

**L'Harmattan Congo**
219, avenue Nelson Mandela
BP 2874 Brazzaville
harmattan.congo@yahoo.fr

**L'Harmattan Mali**
ACI 2000 - Immeuble Mgr Jean Marie Cisse
Bureau 10
BP 145 Bamako-Mali
mali@harmattan.fr

**L'Harmattan Togo**
Djidjole – Lomé
Maison Amela
face EPP BATOME
ddamela@aol.com

**L'Harmattan Côte d'Ivoire**
Résidence Karl – Cité des Arts
Abidjan-Cocody
03 BP 1588 Abidjan
espace_harmattan.ci@hotmail.fr

## Nos librairies en France

**Librairie internationale**
16, rue des Écoles
75005 Paris
librairie.internationale@harmattan.fr
01 40 46 79 11
www.librairieharmattan.com

**Librairie des savoirs**
21, rue des Écoles
75005 Paris
librairie.sh@harmattan.fr
01 46 34 13 71
www.librairieharmattansh.com

**Librairie Le Lucernaire**
53, rue Notre-Dame-des-Champs
75006 Paris
librairie@lucernaire.fr
01 42 22 67 13

www.ingramcontent.com/pod-product-compliance
Lightning Source LLC
LaVergne TN
LVHW021226061026
849535LV00008B/2941
*9782336502335*